알비니즘 알비니안

알비니즘
알비니안

초판 1쇄 인쇄일 2017년 1월 18일
초판 1쇄 발행일 2017년 1월 25일

지은이 장순화
펴낸이 양옥매
디자인 이수지
교　정 조준경

펴낸곳 도서출판 책과나무
출판등록 제2012-000376
주소 서울특별시 마포구 방울내로 79 이노빌딩 302호
대표전화 02.372.1537　팩스 02.372.1538
이메일 booknamu2007@naver.com
홈페이지 www.booknamu.com
ISBN 979-11-5776-365-8 (03510)

이 도서의 국립중앙도서관 출판시도서목록(CIP)은 서지정보유통지원 시스템
홈페이지(http://seoji.nl.go.kr)와 국가자료공동목록시스템
(http://www.nl.go.kr/kolisnet)에서 이용하실 수 있습니다.
(CIP제어번호 : CIP2017001238)

알비니즘
알비니안

Albinism & Albinian

장순화 지음

책나무

:: 목 차 ::

1부 알비니즘 이해하기

1장 알비니즘에 대해 알아보기

2장 알비니즘이 시력에 끼치는 영향

:: Contents ::

2부 더불어 살아가기

용어 설명

이 책에서 주로 다루는 전문 용어는 다음과 같다.

알비니안(albinian)   → 'albinism'과 '~an'의 합성어로 '알비니즘이 있는 사
                                          람'을 의미한다.

알비니즘인   → 알비니즘이 있는 사람을 의미한다.

화이트 알비니즘(White Albinism)   → 선천적으로 멜라닌 색소가 없어서 하얀 모발과 하얀
                                          피부 그리고 푸른빛을 띤 회색 눈동자로 태어난 사
                                          람을 일컬어 이렇게 표현했다.

알비니안 가족   → 알비니즘이 있는 사람들과 그들의 가족을 편의상 표
                                          현한 용어이다.

알비니안 가족 모임   → 알비니안 가족이 개최하는 오프라인 모임을 일컫
                                          는다.

:: 개정판을 출간하며 ::

2015년 6월 12일, 한국에서 처음으로 알비니즘과 알비니즘이 있는 사람들의 생활에 대해 쓴 책, 『알비니즘』이 출간되었다. 인쇄 냄새가 채 가시지 않은 따끈따끈한 신간을 출판사로부터 받아 들었을 때 참으로 뿌듯했다. 출판이 무산될 뻔하다가 얻은 결실이라 더욱 기뻤고 한편으론 마음이 놓였다. '이제부턴 알비니즘을 가진 아기가 태어나도 그 부모가 참고할 책이 있어서 다행이구나!' 하는 안도감이 밀려왔다. 해야 할 과제를 마친 것 같아서 홀가분했다.

처음에 책을 쓰게 된 계기는 이렇다. 2012년 2월 어느 날 저녁, 아프리카 지역에서 알비니즘이 있는 사람들이 비참한 일을 당하는 실상을 다룬 방송을 본 후, 알비니즘을 가지고 살아가는 내가 알비니안 가족을 위해 할 일이 뭐가 있을까를 생각해 봤다. 그리고 알비니즘에 대한 이해를 도울 책을 쓰기로 마음먹었다. 알비니즘과 알비니즘이 있는 사람들에 대한 정보가 왜곡되지 않기를 바라는 마음에서 흥밋거리나 재미보다는 객관적인 자료와 내 경험을 곁들여 사실에 초점을 두었다.

『알비니즘』 초고를 마치고, 처음으로 모 출판사에 출판 문의를 보냈는데 다행스럽게도 긍정적인 답변을 받았다. '과연 내 원고가 책이 될 수 있을까?' 하는 막연함을 안은 채 무작정 시작한 일이 출판에 한 걸음 다가서니 뛸 듯이 기뻤다. 그러나 편집하는 과정에서 내 고집이 출판을 접었다. 편집자가 내게 원하는 바를 너무나 잘 이해하고 감사하게 생각하면서도 소중하게 얻은 출판 기회를 스스로 놓고 만 것이다.

이후, 다른 출판사 몇 곳에 출판 문의를 하다가 생각해 낸 것이 자비가 들더라도 내 의도를 그대로 반영한 책을 내는 것이며, 마침 전자책까지 가능한 출판사를 찾아냈다. 이런 과정을 겪다 보니 애초에 예상했던 일정보다 2년 정도 지연된 터라 막상 출간할 즈음에는 마음이 조급했다. '알비니즘 가족 이야기' 카페에 새로운 가족이 가입 인사를 남길 때면, '책이 조금만 더 빨리 출간되었더라면…….' 하는 아쉬움에 나 혼자 애를 태웠다. 인쇄를 들어가는 날은 '이대로 인쇄해도 될까?' 하는 생각에 잠시 긴장했지만, 설령 미흡한 부분이 있더라도 알비니안 가족은 이해할 거라고 스스로를 위안하며 인쇄를 해도 된다는 사인을 했다. '하루라도 빨리 출간을 해야 새로운 가족이 조금이라도 빨리 답답함을 덜 텐데…….' 오로지 그런 마음뿐이었다.

그러나 책이 나오고 시간이 지나면서 보니 아쉬운 부분이 눈에 띄었다. 수차례 검토를 하면서도 발견하지 못했던 오타가 몇 개 있었다. 그리고 알비니즘은 분류에 따라 증상이 조금씩 차이가 있으며, 같은 분류라도 개인차가 있다. 게다가 저마다 자란 환경이나 성향이 다르므로 단정짓기 어려운 면이 있다 보니 더러 애매한 표현이 있었다.

말은 한번 내뱉으면 다시 주워 담지 못한다. 눈에 보이지도 않는다. 글은 인쇄가 되고 나면 그대로 흔적이 남지만 다시 고쳐쓰기가 가능하다. 그래서 글을 좀 더 다듬고 내용을 보완해서 개정판을 내기로 결심했다.

알비니즘이 있는 사람을 앞서 『알비니즘』 책에선 '알비니즘인'이라고 표현했으나, 이 책에선 주로 '알비니즘이 있는 사람'이라고 표현했으며, '알비니안'이라는 새로운 용어도 사용한다. 1부 33개 항목을 개정판에선 7개의 장으로 나누었다.

북한에선 알비니즘이 있는 사람들이 어떻게 생존할까? 그리고 아프리카를 비롯한 세계 각국의 알비니안은 성장 과정과 생활 환경이 어떨까? 이 점에 대해서도 다루고 싶었지만 내가 그들의 생활 모습을 실제로 본 적은 없기에 하지 못했다.

이 책은 전국의 시·군·구 주요 도서관 110곳에 각 1부씩 기증한다. 만약 이 책을 시중에서 구하기 어렵게 되더라도 전국의 주요 도서관에서 접할 수 있도록 하기 위해서다. 훗날 새로운 알비니안 가족이 이 책을 필요로 할 때, 거주지에서 비교적 가까운 주요 도서관에서 대여해보기가 가능하리라.

알비니즘에 대한 이해를 도울 책이 필요하다는 생각에 무작정 시작해서 이 개정판을 내기까지, 원고와 마주했던 소중한 시간이 참으로 행복했다. 감사하다.

2017년 1월

장 순 화

:: 감사의 글 ::

감사를 드려야 할 분이 너무나 많다. 일일이 다 거명하지 못해서 미안할 따름이다.

부모님께선 내가 하는 일이면 다 잘했다며 칭찬을 아끼지 않으셨다. 알비니즘 책을 출간한 걸 누구보다도 기뻐하고 대견해하셨으리라! 그리고 오빠는 내 동생이 쓴 책이라며 자랑하느라 바빴으리라! 개정판을 내는 것 역시 잘 생각한 일이라고 저세상에서 응원해 주시리라 믿는다. 막내 처제가 하는 말이면 다 믿을 수 있다고 하시며, 생전에 나를 무척이나 신뢰하던 큰 형부와 작은 형부에게 감사하다.

해마다 김장이며 반찬 등 먹거리를 챙겨 보내 주는 언니들과 군소리 없는 셋째 형부께 감사드린다. 친구 같기도 하고 보호자 같은 사랑하는 내 소중한 조카들에게도 항상 고마운 마음이다. 그리고 사촌과 외사촌, 고종사촌을 비롯한 친척들에게 감사를 표한다.

학창 시절 칠판 필기를 도와준 친구들에게 아직까지도 그 고마움을 잊지 않고 있다. 소꿉친구 순희, 40년 넘게 한결같이 따뜻한 목소리로 응원해 주는 다정다감한 친구 명자를 비롯해서 학창 시절부터 지금까지 관계를 이어 오고 있는 친구들에게 감사한다. 만나면 가족처럼 편하고 순수하며 착한 선애 친구들에게 감사하며, 다들 나보다 오래 살았으면 좋겠다.

내게 무슨 일이 있을 때면 짱가처럼 달려오고, 아플 때나 기쁠 때나 별일이 없을 때도 밥 한 끼 같이하며 웃을 수 있는 준환이 엄마와 승민이 엄마에게 감사하다. 동생 뻘이지만 때론 언니 같은 주현 씨, 그리고 주현 씨 어머니께 감사하다. 삼십 년 가까이 먹거리와 명절과 생일 챙겨 주며 나를 친동생처럼 생각해 주는 순자 언니와 수자 언니에게도 감사하다. 친구 부모님들과 선생님들께 뒤늦게나마 감사하다는 말씀을 드린다. 동문 카페를 관리하는 내게 아낌없는 격려를 보내 주시는 개수초교 동문 선후배들께도 깊은 감사의 말씀을 드린다.

내 삶을 지탱하게 해 주는 소린의 고객께 감사드린다. 내게 은인과 같은 이 선생님, 김 선생님, 임 선생님께 뒤늦게나마 감사함을 표한다. 내게 친절하게 대해 주시던 의사 선생님과 한의원 원장님께 감사드린다. 머리 스타일을 내 맘에 쏙 들게 잘 만들어 주시는 무크 실장님 부부에게 감사하며, 아울러 길을 물으면 친절하게 잘 가르쳐 주던 수많은 사람들에게 감사했다고 전하고 싶다. 처음으로 제출했던 내 원고를 책이 될 수 있다는 희망을 갖게 한 S출판사에 감사하다. 『알비니즘』에 이어 개정판까지 출판해 주시고 도서관에 기증하는 걸 동의해 주신 도서출판 책과나무 양옥매 대표님과 수고해 주시는 출판사의 여러분들께 감사드린다.

그리고 마지막으로 나름 착실하게 잘 살아왔다고 자부하는 스스로에게 감사하다.

순화야! 참 잘했어요!

시간이 약이다

인터넷 카페 '알비니즘 가족 이야기'를 관리하면서 새로 가입한 회원을 등업할 때면 나는 종종 이런 생각을 한다.

'이분은 작년 이맘때만 해도 자신이 알비니즘이 있는 아이의 부모가 되리라곤 전혀 생각지도 못했겠구나!'

'이분은 지난달만 해도 알비니즘이 뭔지 모른 채, 예쁜 아기를 만날 기대로 출산일을 하루하루 손꼽아 기다렸겠지.'

알비니즘이 뭔지 생각지도 않고 있다가 알비니즘이 있는 자녀를 출산하면, 가족이 받는 충격은 상당히 크리라. 그저 멍하고 실감이 나지 않을 것이다. 자고 나면 아이의 머리카락이 제발 까만 색으로 변해 있기를, 새로 나오는 머리카락은 부디 까맣기를 간절히 기도도 했으리라.

그런가 하면, 우선 무작정 감추려고 하는 부모도 있다. 사람들에게 알려지는 것이 두려워 감추려고만 하면 주위와 벽을 만들게 되고 자녀에게도 사회에 적응할 시기를 그만큼 늦추는 셈이다. 부모가 만든 벽을 나중에 자녀가 스스로 깨고 나오려면 더 큰 용기와 더 많은 노력과 더

오랜 시간이 필요하다. 따라서 부모가 문을 만들어 줘야 한다. 현실을 인정하고 적응하는 시간이 빠를수록 좋다. 어차피 감당해야 할 문제라면 정면 돌파를 하는 게 낫다. 그러면 염려하고 걱정하던 것보다 오히려 수월하며, 자녀의 자존감을 길러 주는 데도 도움이 된다. 눈앞에 놓인 현실을 어떻게 받아들이고 어떻게 대처해 나갈 것인가가 가족 구성원 모두에게 중요하다. 이는 알비니즘이 있는 자녀의 성격 형성이나 대인관계, 더 나아가 사회생활에까지 영향을 끼친다.

알비니즘이 있는 자녀 때문에 마음 아파하고 힘들어하는 부모에게 "시간이 지나면 괜찮으니까 걱정하지 않아도 된다."고 말해 주면, 잠시 안심하는 듯하다가도 곧 걱정스레 되묻는다.

"정말 그럴까요?"

"정말 그러면 얼마나 좋겠어요."

알비니즘이 있는 당사자가 몇 십 년을 살아온 경험으로 말하는데도 마음을 놓지 못하는 눈치다. 그런가 하면, 카페 게시판에서 시간이 지나면 괜찮아진다는 글을 접한 어느 가족은 '아! 시간이 지나고 아이가 자라면 까만 머리카락이 나오고 시력도 좋아지나 보다!'라고 잘못 이해하기도 한다. 그랬으면 하는 간절한 바람이 간혹 엉뚱한 해석을 낳기도 하나 보다.

"이제는 개성 시대라서 머리를 일부러 하얗게도 하고, 노랗게 물들이기도 하니까 괜찮아."

"피부가 희면 깨끗해 보이고 더 예쁘지."

주위 사람들이 이렇게 말해도 좋게 들리기보다는 남의 일이라고 너무 쉽게 말하는 것 같아서 때론 섭섭하게 느껴질 것이다. 알비니즘이 있는 자녀가 태어난 지 얼마 되지 않았을 시기에는 누군가의 말 한마디에 쉽게 상처를 받기도 하고, 작은 위로 하나에 힘을 얻기도 한다. 마음을 다잡고 힘을 내다가 다시 약해지는 과정을 되풀이한다.

'알면 병이요, 모르는 게 약'이라던가. 알비니안 가족이 알비니즘에 대해 알아 두는 게 도움이 되지만, 때론 모르고 지나치는 게 속 편한 면도 있다. 아기가 자라면 머리 염색만 해 주면 되겠거니 하며 단순하게 여기는 가족이라면, 정보를 알고 나서 걱정거리가 더 생긴다. 색깔만 보통 사람들과 다른 줄 알았는데 시력이 저시력이라느니, 무슨 희귀질환이라느니 골치가 지끈거릴 것이다. 게다가 시력이 매우 약해도 치료할 방법이 없다는 사실을 알면 마음만 더 아프다. 차라리 알비니즘에 대해 자세한 정보를 모르던 때가 마음이 편했다고 말하는 사람도 있다.

나도 그중 하나였다. 내 어린 시절에는 주위에 알비니즘에 대해 아는 사람이 없었기에 전혀 모르고 자랐다. 그래서 스스로 터득하고 적응하는 수밖에 없었다. 나와 내 가족은 알비니즘에 대해 몰랐지만, 그렇다고 해서 크게 문제 된 적은 없다. 시력이 매우 약해서 불편하지만, 남들과 색깔이 달라도 살아가는 데는 지장 없다고 생각하며 살았다. 나는 정말 속 편하게 살아온 셈이다.

부모는 알비니즘이 있는 자녀에게 뭘 해 줘야 하는지, 어떻게 대처해야 할지 온갖 고민을 한다. 낯선 사람의 호기심 어린 시선을 받으며 자랄 걸 생각하니 한없이 미안하고, 시력 때문에 불편을 겪을 걸 생각하니 가슴 아프다. 부모의 이런 가슴앓이와 달리 아이는 무럭무럭 자란다. 스스로 잘 적응하며 성장해 가면 부모는 그 많던 걱정과 고민이 안개 걷히듯 사라지고 언제 그렇게 고민을 했던가 싶게 평범한 일상을 보낸다. 처음엔 현실을 감당하기 힘들어서 버겁지만, 시간이 지나면 괜한 걱정으로 힘들어했다는 걸 느끼게 된다. 물론 문득문득 마음 한구석이 애잔하고 묵직하겠지만, 처음의 막막하던 때보다는 덜하다.

아무 일도 없던, 아무것도 모르던 시절로 시간을 되돌리고 싶던 순간도, 사람들의 시선을 부담스러워 하며 불편해하던 순간도, 주위에서 수군대는 듯해서 피하고 싶던 순간도, 아이가 자라는 동안 여러 가지 불편을 겪게 될 것을 미리 염려하고 걱정하던 순간도, 모두 지나가는 하나의 과정이다.

알비니즘이 있는 자녀가 태어난 지 며칠 되지 않았다면 아직 뭐가 뭔지 잘 모르겠고 많은 고민과 걱정을 안고 있을 게 분명하다. 이 글을 본다면, '과연 이 고민이 사라지고 평범한 일상을 하는 날이 올까?' 하는 생각에 믿기지 않을 것이다.

그러나 온다. 지나 보면 안다. 더 빨리 적응하는 가족과 늦게 적응하는 가족이 있을 뿐이다. 시간이 약이다.

1부

알비니즘 이해하기

1장

알비니즘에 대해 알아보기

1. 알비니즘이란 무엇인가

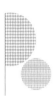

　우리나라에서는 알비니즘(Albinism)을 '백색증' 또는 '선천성 색소결핍증'이라고도 한다. 알비니즘은 선천적으로 신체에 멜라닌(melanin) 색소를 전혀 만들지 못하거나 정상치보다 적게 만들어 내는 변형된 유전자로 인해 발생한다. 알비니즘은 멜라닌 색소가 전혀 없거나, 적정량보다 적게 존재한다. 멜라닌 색소는 생물체에 존재하는 검은색, 흑갈색 등 어두운 색을 결정하며, 신체의 모발과 피부, 그리고 눈동자의 색과 시력에 영향을 끼친다. 이러한 알비니즘은 사람뿐 아니라 동식물에게서도 나타난다.

　알비니즘이 있는 사람들 중에는 멜라닌 색소가 정상에 가까울 정도로 상당히 존재하거나, 드물게 눈에만 멜라닌 색소가 결핍인 사람도 있다.

그럴 경우, 남들이 보기엔 보통사람들과 별반 다르지 않다.

멜라닌 색소가 모발과 피부 그리고 눈에 어떤 영향을 끼치는지 좀 더 상세하게 알아보자.

모발

선천적으로 멜라닌 색소가 없으면 태어날 때부터 모발이 하얀색이며, 머리카락이 길어질수록 연한 노란빛을 띤다. 멜라닌 색소가 소량으로 존재하면 모발이 밝은 갈색이거나 갈색, 회갈색 등 밝은 색이다.

신체에 멜라닌 색소가 없거나 소량만 존재하는데도 간혹 검은색 모발이 몇 가닥 나오기도 하는데, 이는 색소부분침착으로 인해 나타나는 일시적인 현상이며, 모발 전체가 검은색으로 되는 건 아니다.

피부

멜라닌 색소가 많을수록 피부가 검고, 반대로 멜라닌 색소가 적으면 피부가 희다. 인종마다 피부색이 다른 것은 멜라닌 세포의 크기와 멜라닌이 만들어지는 양이 각기 다르기 때문이다. 피부에 있는 멜라닌은 일정량 이상의 자외선은 흡수하여 유해한 자외선이 피부 깊숙이 침투하는 것을 차단하며 인체를 보호하는 역할을 한다. 멜라닌 색소가 적은 사람일수록 이런 보호를 덜 받기 때문에 피부가 자외선에 약해, 햇빛에 피부가 장시간 노출되면 화상을 입는다.

알비니즘이 있는 사람들의 하얀 피부는 특히나 멍에 취약하다. 그래서 모서리에 조금만 부딪쳐도 멍이 드는데, 며칠 지나면 없어진다. 혈관이 튼튼한 사람도 있고 약한 사람도 있듯 개인에 따라 차이는 있다.

다만 저절로도 멍이 잘 든다면 정확한 원인을 알아보기 위해 검사를 받아 볼 필요가 있다.

홍채

눈동자의 색깔을 결정하는 것은 눈동자 가운데 부분인 동공을 둘러싸고 있는 홍채이다. 홍채 상피세포에 멜라닌 색소가 얼마나 많이 있는가에 따라 눈동자 색이 달라지며, 인종에 따라 홍채에 있는 멜라닌 색소 양이 제각각 다르다. 검은색이 멜라닌 색소가 가장 많은 것이고, 황색, 녹색, 푸른색 순으로 멜라닌 색소가 적다.

흔히 알비니즘이 있는 사람의 눈은 빨갛다고들 생각한다. 하지만 갈색, 적갈색, 붉은색, 보라색, 푸른색 등 다양한 색상을 띤다. 갈색 홍채는 어두운 색소를 많이 가진 인종에게서 주로 나타나며, 멜라닌 색소가 전혀 없을 경우에는 눈동자가 푸른빛이 도는 회색을 띤다.

홍채에 멜라닌 색소가 거의 존재하지 않으면 빨간색이나 보라색 광선이 홍채를 통해서 반사되기도 한다. 이러한 붉은색의 반사물은 눈의 내부인 망막을 통해 나오며, 카메라를 똑바로 쳐다보는 사람에게 플래시를 터트릴 경우, 사진에 눈이 빨갛게 나오는 것과 비슷한 현상이다. 알비니즘에 대해 검색을 하다 보면 하얀 머리에 빨간 눈을 가진 사람을 흔히 보게 된다. 이는 적목 현상이 두드러진 사진인데, 사람들이 볼 때는 알비니즘이 있는 사람은 눈동자가 빨갛다고 착각하기 쉽다.

또한 눈에 멜라닌 색소가 부족하면 시력에도 영향을 끼친다. 그렇다고 해서 안 질환에 취약한 건 아니다.

이상을 바탕으로 알비니즘이 무엇인지 간략하게 말하면, 유전자의 이상으로 인해 선천적으로 멜라닌 색소가 전혀 만들어지지 않거나 정상치보다 적게 생성되기 때문에 나타나는 증상이다. 멜라닌 색소는 모발과 피부색을 결정하며, 시력에 영향을 끼친다. 따라서 알비니즘을 가지고 태어나는 사람은 선천적으로 모발이 하얀색이거나 연한 갈색 등 밝은색이며, 피부가 희고, 대체로 시력이 매우 약하다는 특징을 갖고 있다.

내가 '알비니즘'이라는 말을 처음 들은 건 중학교 2학년 때인 1970년대 말이다. 당시 과학 선생님이 첫 수업 시간부터 내게 많은 관심을 가져 주었고, 과학 시간이 아닌 야외 수업이나 밖에서 마주칠 때면 나는 그늘에 있어야 한다고 일러 주곤 했다.

그해 어느 여름날, 선생님은 나에게 혹시 스스로에 대해 궁금한 적이 없었느냐고 물었다. 그리고는 나의 증상에 대해 '알비니즘'이라고 하는 건데, 유전적인 문제이며 아직 구체적으로 밝혀진 건 없다고 했다. 그러면서 선생님은 "부모님 유전자를 가지고 풀어 보면 알 수 있으려나?" 하고 혼잣말처럼 중얼거렸다.

인종에 따라 피부나 모발 색깔이 다를 수도 있으며, 난 특별히 하얗게 태어난 거라고 생각하며 자랐기 때문에 나에 대해 궁금해한 적은 없다. 그래서 '알비니즘'이라는 말은 흘려들었고, 유전자를 가지고 풀어 본다는 말이 더 신기하게 들려서 웃었던 기억이 난다.

그로부터 몇 십 년의 세월이 흐른 뒤, 알비니즘에 대한 구체적인 정보를 알게 되었다. 나만의 특허로 생각했던 머리 색깔이 나만 그런 게 아니라는 사실도 깨달았다. 게다가 알비니즘이 없는 보통의 사람들까지 일부러 그렇게 염색을 하는 바람에, 연노랑에 가까운 하얀 내 머리는 희소성을 잃었다.

1990년대 말에서 2000년대 초, 우리나라에서는 머리를 하얗게 탈색하고 밝은색으로 염색하는 게 한창 유행했었다. 그 무렵 어느 휴일 오후, 대학로에서 연극을 보고 집에 오려고 전철을 기다리고 있을 때, 막 도착한 전철에서 내려 밖으로 나가려던 청년이 내게로 급히 다가왔다. 나에게 뭔가를 물어보는데 혀를 굴리는 듯한 발음인데다 빠른 말투여서 얼른 못 알아들었다. "네?" 하며 되물었더니, 내가 미처 대답할 새도 없이 한꺼번에 몇 가지 질문을 쏟았다.

"탈색 몇 번 하셨어요?"

"약은 어떤 걸 쓰셨어요?"

"우리나라에도 그렇게 해 주는 데가 있나요?"

"독일제 약이 있다고 들었는데, 그걸로 하셨어요?"

나는 서른아홉 살까지는 본래 머리로 다녔기 때문에 머리 색이 밝아, 인파 속에서도 쉽게 눈에 띄었다. 이 청년은 유난히 밝은 내 머리카락 색의 비결이 궁금했나 보다. 검은색 머리를 탈색한 줄 아는 사람에게 나는 선천적으로 멜라닌 색소가 없어서 본래 그렇다고 하면 실망할 거고, 그렇다고 어디서 어떻게 무슨 약을 사용해야 나처럼 되는지 모르니 가르쳐 주기도 난감했다. 때마침 내가 탈 전철이 들어와서 아무런 대답도 해 주지 못한 채 부리나케 차에 올랐다. 그리고 전철 안에서 혼자 이렇게 생각했다.

'세상 참 많이 달라졌구나! 이젠 젊은 사람들이 일부러 하얀 머리를 해 보길 원하고, 내 머리카락 색깔을 부러워하다니……'

2. 알비니안, 알비니즘이 있는 사람

'알비니즘 환자들', '알비니즘을 앓고 있는 환자들', '백색증 환자들', '백색증을 앓고 있는 환자들'.

알비니즘에 대해 검색하다 보면 흔히 마주치는 표현이다. 심지어 저시력 관련 어느 논문에서는 '소아 백색증을 앓고 있는 환자들'이라고도 했다.

알비니즘은 희귀난치성질환으로 분류돼 있다. 그러므로 넓은 의미로는 알비니즘이 있는 사람을 '환자'라고 표현해도 틀린 말은 아니다. 그렇지만 일반적으로 생각하는 환자, 즉 병을 앓거나, 약물이나 수술 등으로 치료를 받아야 하는 환자는 아니다.

물론 피부가 자외선에 약해서 자외선차단제를 발라야 하고, 빛에 민감하며 눈부심으로 불편을 겪고, 시력이 약해서 잘 못 보기 때문에 생활에 불편한 점은 많다. 하지만 지속적으로 아프다거나 통증으로 고통을 받는 건 아니다. '앓고 있다'라고 표현하기엔 어딘가 어색하다.

따라서 '알비니즘이 있는 사람', '백색증이 있는 사람', '알비니즘인'과 같은 표현이 적절하다. 그러나 '알비니즘이 있는 사람'이나 '백색증이 있는 사람'은 부르기가 결코 쉽지 않다. '알비니즘인'은 그보다 부르기는 낮지만, 단어가 자연스럽지 않으며 전 세계적으로 통용되기도 어렵다.

사실 '알비니즘이 있는 사람'이나 '알비니즘인'보다 더 널리 쓰이는 표현이 하나 있다. 바로 '알비노(albino)'이다. 방송이나 신문, 포털 사이트 등 어디서나 알비니즘이 있는 사람을 '알비노'라고 표현한 걸 보고 듣는다. 여기저기서 그렇게 사용하니 사람들은 그게 맞는 표현인 줄 알고 아무렇지 않게 사용한다. 심지어 스스로를 '알비노'라 칭하는 사람도 있고, 알비니즘이 있는 자녀를 '알비노'라고 소개하는 부모도 있다.

알비노(albino)는 '하얗다'는 뜻의 라틴어 '알부스(albus)'에서 비롯되었다. 알비노는 '알비노 자이언트 구라미, 폴립 세네갈 알비노, 알비노 쥐, 알비노 거북이, 알비노 토끼, 알비노 원숭이'처럼 알비니즘이 있는 동식물에 주로 사용한다. 그런데 언제부턴가 사람에게도 '알비노'라고 부르는 것이 통용되고 있다. 사람도 동물에 포함되기에 사람에게 '알비노'라고 하는 게 맞는 표현이라고 말하는 사람도 있다. 그렇게 해석한다면 아주 틀린 말은 아니지만 왠지 억지 논리 같다.

'알비노'는 '흰둥이'라는 의미를 내포하고 있다. 따라서 사람에게 '알비노'라고 부르는 건 경멸하거나 비하하는 것이 되므로 실례이다. 특히 알비니즘이 있는 사람이 스스로를 '알비노'라고 칭한다거나 가족이 '알비노'라고 부르는 일은 삼갔으면 한다. 누군가가 '알비노'라고 부른다면, 그렇게 부르는 것은 실례라고 설명해 줘야 한다.

알비니즘이 있는 사람을 일컬어 '알비노증' 혹은 '알비노 증후군'이라고 하는 방송인도 있고 기사에서도 종종 접하곤 하는데, 이는 적합한 표현은 아니다. 기사나 방송은 대중에게 상당한 영향력을 끼치므로 용어 하나에도 좀 더 신중을 기할 필요가 있다.

참고로 'NOAH(National Organization for Albinism and Hypopigmentation)' 홈페이지에선 알비니즘이 있는 사람을 일컫는 가장 나은 표현은 'person with albinism'이라고 언급한다. 또한 제28차 유엔인권이사회에서 알비니즘에 대해 특별절차를 신설하며 'albino(알비노)'보다는 'persons with albinism(알비니즘을 가진 사람)'을 선호한다고 전면에 내세우며, 이에 대해 '알비노'라는 단어는 부정적인 의미를 내포하기 때문이라고 실명한다(유엔인권정책센터 / 유엔인권동향 모니터링 참고).

공식적인 문구나 글에서는 'persons with albinism'이 적절하다. 이와 같은 의미이며 통용되기 쉬운 표현이 없을까를 고심하다가 'albinian(알비니안)'이라는 용어를 이 책에서 사용한다. 알비니안(albinian)은 'albinism'과 '~an'의 합성어로, 알비니즘이 있는 사람을 의미하는 새로운 용어이다.

알비니즘이 있는 사람은 앓고 있는 환자가 아니며, 알비니즘이 있는 사람에게 '알비노'라고 하는 것은 비하하는 의미가 되므로 실례라는 점을 명심하길 바란다.

알비니안 가족 모임은 여섯 가족으로 시작했다. 당시 알비니안 여섯 명 중에서 두 명은 성인이었고, 네 명은 취학 전인

아동이었다. 부모 눈에 비친 아이들의 모습이 마치 하얀 천사 같다며 알비니즘이 있는 사람을 '하얀 천사'라고 부르기로 그 자리에서 의견을 모았다. 그리고 알비니즘 홈페이지와 카페 이름에도 '하얀 천사'라는 명칭을 넣었다.

그런데 하얀 천사라고 하면 이미 사람들이 떠올리는 다른 이미지가 있고, 천사는 사회 곳곳에서 궂은일, 좋은 일 등을 묵묵히 봉사하며 살아가는 사람을 일컫기도 한다. 알비니즘이 있다는 이유로 '하얀 천사' 또는 '천사'라고 불리기가 미안했다. 그래서 2013년 1월, 알비니즘 카페 이름을 '하얀 천사'라는 명칭을 빼고 '알비니즘 가족 이야기'로 변경했다.

카페 이름에 '하얀 천사'가 빠진 것을 아쉬워한 가족도 있고, 여전히 아이들에게 '천사' 또는 '하얀 천사'라고 호칭하는 사람도 있다. 자녀에게 천사라고 부르거나 알비니즘 카페 내에서 그렇게 사용하는 것까지 말릴 생각은 없다. 또한 알비니즘이 있는 사람이 사회에 봉사하며 살아가는 진정한 '천사'도 있을 것이다. '천사'라고 불리고 싶다면 천사처럼 살아가면 되지 않을까?

3. 알비니즘의 원인과 유전 특징

알비니즘은 일부 유전자가 제대로 작동하지 못하여 발생한다. 유전자는 시스템의 작동을 지시하는 청사진 역할을 한다. 알비니즘을 유발하는 유전자는 상염색체에 자리하며 열성유전으로, 멜라닌 색소를 생성하는 유전자와 관련이 깊다.

그렇다면 알비니즘과 직접적인 연관이 있는 멜라닌에 대해 간략하게 알아보자. 멜라닌은 멜라닌 세포 내 소기관에서 '합성 멜라닌 소체'라 불리는 복잡한 분자이다. 멜라닌의 종류에는 흑갈색이나 검은색을 띠는 유멜라닌(eumelanin)과 적갈색, 황색의 페오멜라닌(pheomelanin)이 있다. 멜라닌은 아미노산의 일종인 티로신(tyrosine)에서 시작된다. 멜라닌 세포 내에서 티로신이 티로시네이스(tyrosinase) 효소에 의해 활성화되어 도파(DOPA, dehydroxy-phenylalanine)로 변환되고, 도파에서 도파 퀴논(DOPA quinone)으로 산화된다. 도파 퀴논이 반응하여 도파크롬(dopachrome)이 되고, 이런 몇 단계를 거쳐 멜라닌이 생성된다.

대부분의 알비니즘은 티로시네이스 효소 활성이 제대로 이루어지지 못하여 발생한다. 멜라닌 생성 경로에서 처음 두 단계의 중요한 변화,

즉 '티로시네이스→도파→도파 퀴논'으로 활성화되지 못해서 멜라닌을 합성하지 못한다.

티로시네이스 유전자 돌연변이는 'null' 돌연변이와 'leaky' 돌연변이로 나뉜다. 먼저 'null' 돌연변이는 불활성 효소를 생산하거나 효소를 전혀 생산하지 못한다. 'leaky' 돌연변이는 정상적 활동량에는 못 미치지만, 1~10퍼센트를 가진 티로시네이스 효소를 생산하며, 이를 통해 생겨난 멜라닌 색소는 매우 적은 양에서 정상에 가까울 정도로 상당한 양에 이른다.

알비니즘이 유전적인 요인으로 발생한다고 하면 알비니안 가족 대부분이 "우리 집안에는 그런 사람 없었다."며 의아해한다. 가족 중에도 없었고, 부모도 다른 사람과 다를 바 없는 데다 알비니즘 보인자라는 아무런 징후가 없어서 자녀가 알비니즘을 가지고 태어나리라곤 전혀 예상하지 못한다. 드물게 이미 집안에 알비니즘을 가진 사람이 있을 경우에는 그런가 보다 하고 인정한다. 그렇다면 알비니즘의 유전적 특징에 대해 알아보자.

알비니즘은 열성유전이므로 부모 두 사람 다 알비니즘을 유발하는 유전자를 가지고 있어야만 알비니즘이 있는 아기가 태어난다. 부모 중 어느 한 사람이 알비니즘 유전자를 가지고 있더라도 다른 한 사람이 정상적인 유전자이면 그들 자녀에겐 알비니즘이 나타나지 않는다. 다만 안구성 알비니즘(Ocular Albinism)은 X-linked로 유전되는 독특한 형태를 가지며, 어머니만 알비니즘 보인자이고 증상은 아들에게서 나타난다. 그렇다고 해서 이 여성의 아들 모두에게 안구성 알비니즘이 나타나는 건 아니다.

첫째 아이가 알비니즘이 있으면 둘째 아이도 알비니즘이 있을 가능성이 높다. 첫째 아이는 알비니즘이 없는데, 둘째에게서 나타날 수도 있다. 여러 형제 중에 한 사람만 알비니즘이 있거나, 형제자매가 다 알비니즘이 있는 경우도 있다. 즉, 알비니즘은 형제의 순서와는 상관없이 나타난다. 그리고 부모의 연령 또한 알비니즘에 영향을 미치지 않는다.

알비니즘이 자녀에게 유전될까? 알비니즘의 유전에 관한 자료를 참고해서 설명하면 다음과 같다. 부부가 알비니즘이 있거나, 한 사람은 알비니즘이 있고 한 사람은 알비니즘 보인자이면, 그들 자녀가 알비니즘을 가지고 태어날 확률이 50퍼센트에 이른다. 부부가 알비니즘 보인자일 경우, 그 확률은 25퍼센트이다. 알비니즘이 있는 사람의 배우자가 정상적인 유전자를 가지고 있다면, 그들 자녀는 겉으로 드러나는 증상은 없지만 알비니즘 보인자가 된다. 안구성 알비니즘은 이런 확률에서 예외다.

그러나 위에서 말한 확률은 알비니안 가족에게 참고 사항일 뿐이다. 부부가 알비니즘 보인자이면 확률이 25퍼센트라고 하지만, 자녀 둘 다 알비니즘을 가지고 태어나면 이 가족에겐 100퍼센트인 셈이며, 자녀가 셋인데 다 알비니즘이 없다면 0퍼센트 아닌가?

알비니즘 보인자 여부는 유전자 검사를 통해서 알 수 있다. 양가 부모 중에 어느 한 사람이라도 알비니즘이 있다거나 배우자가 알비니즘이 있다면, 임신 전에 유전자 검사를 통해서 보인자 여부를 확인해 볼 필요가 있다. 알비니즘 보인자는 아무런 징후가 없으며, 자신이 보인자라도 스스로 알아차리지 못하기 때문이다.

태아의 알비니즘 여부도 검사로 알 수는 있으나, 태아에게 알비니즘이 있다는 걸 확인한다 해도 아무런 조치를 취할 수 없기에 이러한 검사는 무의미한 것이나 다름없다. 그러므로 임신 전에 검사를 받는 것이 낫다.

유전자 검사는 대학병원 유전학과나 유전상담센터 등에서 가능하다. 그중에서 알비니안 가족이 주로 검사를 받는 곳을 소개한다면, 수원에 있는 아주대학교병원 유전학 클리닉을 꼽을 수 있다. 이곳에서 알비니즘과 관련하여 유전자 검사 및 상담을 받을 수 있다.

알비니안 가족 모임에서 알게 된 새로운 사실이 있다. 딸에게 알비니즘이 있어서 부모가 유전자 검사를 했는데, 한 사람은 알비니즘 유전자가 있고 한 사람은 없다고 한다. 그런데 딸이 알비니즘을 가지고 태어났다. 이 경우, 검사에서 오류가 있었던 걸까? 아니면, 아직 알아내지 못한 새로운 사실이 있는 것일까? 아직까지도 풀리지 않은 의문으로 남아 있다.

어느 여름, 알비니안 가족 임시 모임이 열리던 날이었다. 엄마들과 이야기를 나누다가 아이가 한 명인 젊은 엄마에게 둘째 계획은 없는지 물었더니, "동생을 만들어 주고 싶긴 하죠. 그런데……." 하며 말끝을 흐렸다. 옆에 있던 다른 엄마들도 그 말에 공감하는 분위기였다. 순간 속으로 '아차!' 했다.

'아! 더 낳지 않으려고 하는 게 아니라 더 낳고 싶지만 망설이는 거구나!'

나는 엄마들이 그런 염려를 하고 있을 줄은 꿈에도 몰랐다. 다만, '아이가 저 정도 자랐는데 왜 동생을 두지 않을까? 한 명만 키우려고 그러시나?' 하는 단순한 생각에 아무렇지 않게 물어본 것이다.

첫아이가 알비니즘이 있으면 둘째를 가지기가 조심스러워진다. 하지만 과감하게 둘째를 가지라고 권하고 싶다. 만일 동생도 알비니즘이 있다면 큰아이에게 동무가 될 것이며, 알비니즘이 없는 보통의 아이로 태어나면 큰아이에게 보호자가 되어 줄 것이다. 혼자보다는 둘 혹은 그 이상으로 형제들이 있는 게 백번 낫다. 부모 입장에선 아이들에게 미안한 마음이 들겠지만, 아이들은 부모가 생각하는 것보다 훨씬 더 속 깊고 믿음직한 구석이 있다. 첫아이가 알비니즘이 있어서 아이를 더 낳아야 할지 말아야 할지 망설이고 있다면, 과감하게 용기를!

4. 알비니즘의 분류

1960년대에 Carl Witkop 박사는 색소가 있는 형태와 색소가 없는 형태의 OCA(Oculocutaneous Albinism)를 구분하기 위해 모발구근배양실험(hairbulb incubation test)을 했다. 그리고 'ty-neg(tyrosinase-negative) OCA'와 'ty-pos(tyrosinase-positive) OCA'라는 용어를 사용했다.

알비니즘이 있는 사람으로부터 갓 뽑아낸 모근을 실험관 속의 티로신이나 도파 용액에 담가 두고 그 모근에 색소가 형성되는지를 관찰했다. 만약 색소가 형성되지 않는다면, 그 결과는 음성적이며 ty-neg OCA로 분류했다. 그리고 모근에 색소가 형성된다면, 양성적이며 ty-pos OCA로 분류했다. 이 간단한 실험이 OCA의 형태를 분류해 주지만, 이후의 연구에서 모발구근배양실험은 정확하지 못하며 잘못된 실험 결과를 가져올 수도 있다고 밝혀졌다. 따라서 모발구근배양실험은 더 이상 알비니즘 분류에 사용하지 않게 되었다.

그리고 모근 테스트의 특성을 개선하고자 하는 의도에서 모근 티로시네이스 효소의 활동분석실험이 개발되었다. 그러나 모근 티로시네이스 효소의 생화학적 연구 역시 신뢰할 만한 것이 못 되며, 정확한 진단을 위한 필요한 특성을 가지고 있지 않음이 밝혀졌다. 이에 따라 모근 티로시네이스 효소의 활동분석실험 역시 알비니즘 분류에 더 이상 사용하지 않게 되었다.

1980년대 들어 알비니즘 분류 실험은 눈, 피부, 머리카락으로 확대되었다. 그 이유는 생쥐에게 색소를 조절하는 50가지 이상의 유전 염색체의 인자좌(因子座)가 존재한다는 사실과, 알비니즘이 있는 사람들의 눈·피부·머리카락의 분석이 인간에게도 색소를 조절하는 유전 염색체의 인자좌가 존재함을 입증하는 데 도움을 준다고 추측했기 때문이다.

1990년대 들어, 드디어 알비니즘과 관련 있는 유전자를 검증해 내는데 성공했다. 알비니즘을 머리카락과 피부, 그리고 눈의 색깔에 기초를 둔 분류는 정확하지 않다는 사실을 확인한 후, 좀 더 정확한 분류를 위해 유전 정보를 담고 있는 DNA 분석을 사용했다.

2016년 현재, DNA 분석으로 분류한 알비니즘은 OCA1(OCA1A. OCA1B), OCA2. OCA3, OCA4, OCA5, OCA6, OCA7이며, OA는 OA1이다. 그리고 헤르만스키 푸들락 증후군(Hermansky Pudlak Syndrome)과 체디아크 히가시 증후군(Chediak-Higashi Syndrome), 그리셀리 증후군(Griscelli Syndrome)이 있다.

* 2016년 이후에 연구가 더 진척되어 새로운 사실을 밝혀낸다면 이외에도 추가되는 내용이 있을 것이다.

알비니즘 분류 및 유형별 특징

알비니즘은 크게 두 가지로 나뉜다. 신체에 멜라닌 색소가 없거나 소량 존재하는 알비니즘의 대표격인 OCA(Oculocutaneous Albinism)와 눈에만 멜라닌 색소가 결핍인 OA(Ocular Albinism)이다. 대부분의 알비니즘은 OCA이며, OA는 드물다.

멜라닌 색소가 없는 '전신성 알비니즘', 어느 정도 존재하는 '부분성(혹은 불완전) 알비니즘', 눈에만 멜라닌 색소가 결핍인 '안구성 알비니즘'으로 일컫기도 했다. 그러나 '부분성(혹은 불완전)'이라는 말이 적절한 표현이 아니라고 판단하여, 이제는 '부분성(불완전) 알비니즘'이라는 용어는 사용하지 않는다.

OCA(Oculocutaneous Albinism)

OCA1

OCA1은 멜라닌 세포 상의 티로시네이스 효소의 작동이 제대로 이루어지지 않아서 발생한다. 대부분의 돌연변이는 불활성 티로시네이스 효소를 생성한다. 많은 종류의 티로시네이스 유전자의 돌연변이가 OCA1을 가진 개인이나 가족에게서 검증되었다.

OCA1에는 두 가지 유형이 있다. 선천적으로 멜라닌 색소가 생성되지 않은 OCA1A, 그리고 소량이나마 멜라닌 색소가 존재하는 OCA1B다.

OCA1A

멜라닌 색소가 존재하는 알비니즘을 '옐로우 알비니즘(Yellow Albinism)'이라고 일컫기도 한다. 따라서 멜라닌 색소가 없는 OCA1A를 사람들의 빠른 이해를 위해 편의상 여기에서는 '화이트 알비니즘(White Albinism)'이라고 이름 붙인다.

화이트 알비니즘(OCA1A)은 선천적으로 모발이 하얀색이며 피부가 희고 홍채는 대개 푸른빛을 띠는 회색이다. 홍채 색은 인종마다 조금씩 다르고 개인마다 차이가 있다.

하얀 모발은 길어질수록 연한 노란빛을 띤다. 머리카락이 파마약이나 샴푸로 단백질이 변성되어서, 또는 햇빛에 바래서 연한 노란색으로 변하는 것이다. 피부는 자외선에 매우 약하다.

시력은 0.1 이하로 저시력이거나, 0.1 ～ 0.2 정도 나오는 사람도 있다. 시력 교정이 어려우며 안경을 착용해도 도움이 되지 않는다. 안경을 착용하기 전보다 조금 더 선명하게 보일 뿐이다. 근시, 원시, 난시, 사시, 눈부심, 안구진탕증이 있으며, 정도가 심한 고도근시, 초고도근시, 고도원시, 초고도원시, 고도난시, 초고도난시도 있다. 보통 두 가지 이상의 증상이 나타난다. 빛에 민감하기 때문에 일상 생활에 매우 불편을 겪는다. 다행스럽게도 시력이 급격히 나빠지지는 않는다. 나이 들어 가면서 미세한 차이로 약해지기도 하지만, 관리를 잘하면 어릴 적 시력을 유지할 수 있다.

OCA1B

OCA1B는 멜라닌 색소가 적정량에는 못 미치지만 어느 정도 존재하며, 색소 양이 얼마나 있는지는 개인차가 있다. 따라서 같은 OCA1B라도 모발 색깔과 시력이 사람마다 차이가 난다. 태어날 때는 모발이 밝은 갈색이다가 성장하면서 점점 더 짙어져 갈색에 가깝거나 회갈색이다. 그런가 하면 아기 때는 연한 노란색이다가 자라면서 밝은 금발이 되는 사람도 있다.

피부는 자외선에 약하지만 화이트 알비니즘보다는 덜 민감하다. 나이가 들어서 색소침착으로 인해 모반이나 주근깨가 생긴다.

시력은 보통 0.2~0.4 정도 나온다. 근시, 원시, 난시, 눈부심, 안구진탕증이 있으며, 사시를 동반하기도 한다. 대개 두 가지 이상의 증상이 나타난다. 시력이 좀 낮게 나오는 사람은 운전면허증을 취득하고 운전을 한다. 콘택트렌즈 사용이 가능한 경우도 있고, 라식 수술이나 안내렌즈삽입술을 받은 사람도 있다. 따라서 어릴 때부터 저시력 클리닉에서 시기능 훈련을 받는 등 시력 향상에 도움이 될 만한 방안을 적극적으로 모색해 볼 필요가 있다.

* OCA1B 또는 멜라닌 색소가 상당히 존재하는 다른 유형의 OCA 중에, 더러 시력이 0.6 이상 나오는 사람도 있다.

그리고 이런 유형도 있다. 어릴 때는 연한 노란색 모발, 흰 피부, 파란 눈동자로 인해 OCA1A와 비슷하나 성장하면서 체모에 색소가 형성되는 것이다. 정상 체온인 팔 안쪽의 체모에는 색소가 형성되지 않아 하얀색으로 남게 되며, 속눈썹 또한 하얀색이거나 옅은 노란색이다. 팔과 다리의 털은 색소가 형성된다. 이러한 경우는 팔과 다리처럼 체온이 낮은 부위에서만 작용하는 효소를 생성하는 티로시네이스 유전자 돌연변이에 의해 나타난다.

OCA2(혹은 P유전자 알비니즘)

OCA2는 P유전자의 다양한 돌연변이와 그것들이 P단백질 기능에 상이한 영향을 미치기 때문에 발생한다. OCA2는 멜라닌 색소가 소량 존재한다.

모발은 노란빛을 띠며, 색소가 더 많이 존재하면 더 짙은 색깔의 금발이거나 붉은색을 띠는 금발이다. OCA2를 가진 대부분의 사람들은 성장하면서도 태어날 때의 모발 색을 유지한다. 인종에 따라 어릴 때는 금발 또는 황갈색 두발이지만 성인이 되면 짙은 금발이나 갈색으로 변하기도 한다. 나이가 들어선 더 밝은색으로 변하는데, 이는 정상적으로 희어짐을 의미한다.

피부는 희지만 자외선에는 화이트 알비니즘보다 덜 민감하다. 모반이나 주근깨가 생긴다. 햇빛에 반복적으로 노출된 부위에 색소 침착이 이루어져 하일반이 생기기도 한다. 홍채는 푸른 회색이거나 보통 사람들에 비해 옅은 색을 띤다. 시력은 약하지만 화이트 알비니즘보다는 낫다.

OCA3

드물게 나타나는 OCA3는 티로시네이스 효소와 관련 있는 단백질 TYRP1 유전자의 결함 때문에 발생하며, 멜라닌 색소가 상당히 존재한다.

OCA4

티로시네이스 효소 기능을 돕는 단백질 SLC45A2 유전자의 결함으로 인하여 생긴다. 멜라닌 색소가 어느 정도 존재하며, OCA2와 유사하다.

OCA5~7

OCA5, OCA6, 0CA7 세 가지 유형이 추가로 확인되었으며, 특징은 기존 OCA와 유사한 경우도 있다.

OA(Ocular Albinism)

OA1

OA1은 눈에 멜라닌 색소 결핍으로 시력에 영향을 받는다. 눈의 색소 형성에 중요한 역할을 하는 단백질 GPR143 유전자의 결함에 의해 발생한다. 어머니로부터 받은 유전 인자가 아들에게서 나타난다. 시력 증상은 OCA와 마찬가지로 근시, 원시, 난시, 눈부심, 안구진탕증이 있으며, 사시를 동반하기도 한다. 모발과 피부는 다른 사람들과 별반 다르지 않거나, 좀 더 밝은 색이다.

OA는 아닌데도 눈에 멜라닌 색소 결핍 증상이 나타나며, 모발과 피부 등 신체에는 멜라닌 색소가 상당히 존재하는 사람도 있다. 자칫 OA로 오인하기 쉽다. 남자가 이런 경우, 유전자 검사를 통해서 확인해 보는 것이 정확하다.

헤르만스키 푸들락 증후군

헤르만스키 푸들락 증후군은 상염색체 열성유전이다. 멍이나 이상 과다출혈, 염증성 장질환, 그리고 폐, 심장에 장애를 일으킬 수 있다.

알비니즘이 있는 사람은 피부가 작은 충격에도 멍이 잘 든다. 피부색이 워낙 희다 보니 멍 자국이 더 선명하게 눈에 잘 띈다. 이런 일반적인 경우는 크게 걱정하지 않아도 된다. 다만 헤르만스키 푸들락 증후군에 해당하는 여러 증상을 보이면서 멍도 잘 든다면 정확한 원인을 알아보기 위해서 검사를 받아 볼 필요가 있다.

체디아크 히가시 증후군

체디아크 히가시 증후군의 여러 증상 가운데 부분 색소 결핍이 있다. 선천적으로 신체의 일부분에 멜라닌 색소가 결핍됨으로 나타나며, 주로 등, 복부, 다리, 이마, 머리 앞부분 군데군데가 오백 원 동전 크기만 하게 하얗다. 백반증과 혼동할 수 있으나 백반증과는 다르다. 백반증은 후천적으로 나타나는 피부 질환이며, 알비니즘은 선천적이다.

그리셀리 증후군

개정판을 준비하며 NOAH 사이트를 살펴보던 도중 그리셀리 증후군이 추가되어 있는 것을 발견하였다. 그리셀리 증후군에 대한 자료가 많지 않아서 백과사전을 참고해서 간략하게 소개하고자 한다. 그리셀리 증후군은 상염색체 열성유전으로, 세 가지 유형이 있다. 제2유형에 저색소침착증과 면역결핍증이 포함되며, 색소 수송에서 장애를 일으키기 때문에 신체에 색소를 제대로 공급받지 못한다.

자료를 찾다 보니, 알비니즘에 대해 올바른 정보가 아닌 글이 여기저기서 눈에 띄었다. 인터넷에 올라온 기사 중에 알비니즘에 대한 증상을 발육부진, 난청, 지적 장애, 소두 등으로 나열한 걸 보았다. 이는 알비니즘의 일반적인 증상과는 거리가 멀다.

내가 어린 시절 살던 동네에 아버지 친구분의 이마 위에 앞머리가 오백 원짜리 동전 크기만 하게 하얀 머리카락이 났다. 왜 그런지 원인을 아는 사람은 아무도 없었고, 다들 막연하게 본래부터 그렇다고만 알고 있었다.

다른 사례는 알비니즘 카페를 통해서 알게 된 경우다. 2011년 8월, 외국에 사는 교포가 알비니즘 카페에 가입했다. 선천적으로 신체에 몇 군데 동전 크기만 하게 하얗다면서 도움이 될 만한 정보를 얻고자 했으나 아무런 도움도 주지 못했다.

사례가 하나 더 있다. 내가 알비니즘 홈페이지를 통해 알비니즘 정보를 접하게 된 지 얼마 되지 않았을 무렵이다. 새로 가입한 회원이 딸아이가 알비니즘이 있는데 어떻게 해야 치료가 되는지 알고 싶다며 게시판에 글을 올렸다.

아이의 신체에 동전 크기 정도의 흰 점이 있다고 했다. 글로만 봐선 알비니즘이 아니라 백반증 같아서 백반증 홈페이지를 알려 주며, 그곳에서 정보를 알아보라고 했다. 당시엔 '백반증'과 '백색증'을 혼동하여 백반증인데 알비니즘 홈페이지에 글을 쓰는 사람이 많을 때여서 홈페이지를 잘못 찾아온 줄 알았다. 나를 비롯해서 몇몇 회원이 백반증 같다는 답들을 달았다.

며칠 뒤, 그 엄마가 회원들 답글에 상처를 받았다면서 섭섭하다는 글을 남겼다. 알비니즘과 관련이 없을 듯한데도 모른

체하지 않고 도움이 될 만한 사이트를 알려 줬더니, 고마워하기는커녕 섭섭하다며 상처까지 받았다고 하니 당황스러웠다. 그러나 시간이 흘러, 체디아크 히가시 증후군에 대한 정보를 알고 나서는 그때의 그 엄마 심정을 조금은 알 것 같다. 어렵사리 홈페이지를 알아내서 큰맘 먹고 글을 올렸는데, 아무런 정보도 못 얻고 회원들이 엉뚱한 말들만 하니 답답하고 속상할 만하다. 섭섭하고 상처가 되기도 했겠다. 서로 알비니즘에 대해 많이 알지 못하던 때라서 그런 일이 있었다.

5. 한국에 알비니즘 인구는 얼마나 될까

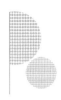

NOAH 자료에 따르면, 미국에서는 인구 1만 8천 ~ 2만 명에 1명이 알비니즘을 가지고 태어난다고 한다. 한국에는 알비니안이 몇 명이나 될까? 알비니즘이 있는 사람이 희귀난치성질환 등록을 해둔 경우도 있고, 시각장애인 등록만 한 경우도 있고, 두 가지 다 등록한 사람도 있고, 아무 등록을 하지 않은 사람도 있다. 그러므로 한국의 알비니안에 대한 정확한 통계 자료는 없을 것이다.

나는 2016년을 기준으로 한국에 알비니즘 인구는 천 명 이상으로 추산한다. 카페 '알비니즘 가족 이야기' 회원은 2백 명이 넘는다. 그리고 2000년부터 한국 알비니즘 홈페이지와 카페를 거쳐 간 회원이 3백 명 정도이다. 회원 가입을 하지 않은 사람도 이 이상 되지 않을까 짐작해서, 대략 천 명 이상으로 추측한 것이다.

'알비니즘 가족 이야기' 카페 회원을 보면, 화이트 알비니즘이 60퍼센트 이상이며, 멜라닌 색소가 있는 알비니즘이 30퍼센트 이상이다. 안구성 알비니즘은 한 명이다. 『알비니즘』 책에선, 한 명이다가 2013년도에 두 명이 늘어 세 명이라고 했다. 그러나 나중의 두 명은 정확한 진단을 받은 게 아니라, 그럴 거라는 의사 소견을 듣고 카페에 그렇게 소개한 거였다. 안구진탕증이 있으며 저시력이긴 해도 안구성 알비니즘이 아닌 멜라닌 색소가 상당히 존재하는 다른 알비니즘이라고 한다. 따라서 2016년 현재 안구성 알비니즘 회원은 한 명이다.

이상으로 미루어 볼 때, 한국의 알비니즘 인구 비율은 화이트 알비니즘이 가장 많이 차지한다. 그러나 2000년 이후 출생한 회원으로만 볼 때는 멜라닌 색소가 있는 알비니즘 비율이 더 많다. 회원들의 거주 지역을 보면 서울을 포함한 수도권이 반 이상이다. 이는 서울과 수도권의 인구가 지방보다 많기 때문이거나, 지방 거주 가족의 알비니즘 카페에 대한 참여도가 적기 때문일 것이다.

알비니즘에 대한 정보를 모르던 시절에는 선천적으로 하얀 모발과 흰 피부를 가지고 태어난 사람은 세상에서 나 하나뿐일 거라고 생각했다. 그래서 나는 특별한 존재인 줄 알며 자랐다. 1990년대 초, 조카가 편도선 때문에 서울에 있는 대림성모병원에 잠시 입원을 하게 되어 병문안 차 갔다가, 조카와 같은 병실을 사용하던 환자 보호자가 다른 보호자들에게 소곤소곤 이야기하는 걸 우연히 들었다.

"저런 사람이 내가 전에 살던 동네에도 있었는데……. 저럴

게 머리가 하얗고, 피부도 하얗고, 눈이 나쁜지 저렇게 가까이 대고 보더라고. 저런 사람들은 다 그런가 봐."

그 말을 들을 때만 해도 '설마' 하는 마음이었다. 나와 같은 증상을 가진 사람이 또 있다는 게 믿기지 않았다.

그로부터 십여 년이 흘러서 2000년의 어느 여름날 아침, 연한 노란빛이 도는 파마 머리에 오렌지색의 반소매 여름 정장 차림이라서 하얀 팔과 다리가 드러나는 모습으로 출근하느라 부지런히 걸어가고 있는데, "아가씨!" 하고 부르는 소리가 들렸다. 돌아보니 아무도 없었다. 잘못 들었거나 아니면 나를 부른 게 아닌가 보다 생각하며 멈추려던 걸음을 재촉하는데, 이번에는 더 다급하게 부르는 소리가 다시 들렸다. 돌아보니 흰 승용차 한 대가 멈추며 젊은 여성이 내려서 내게로 걸어온다.

'길을 물어보려고 그러시나? 혹시 선교하는 사람인가? 아니면, 보험 영업하려고 그러나?'

잠시 동안 몇 가지 생각이 스쳤다. 그 당시만 해도 낯선 사람이 내게 먼저 말을 걸어 오는 경우는 많지 않았다. 먼저 다가와 말을 거는 사람은 보통 세 부류였다. 보험 영업을 하거나, 종교 활동을 하거나, 내 외모를 보고 궁금해서였다. 낯선 곳에서 길을 묻기 위해 내가 먼저 다가가 말을 걸면 다들 친절하게 가르쳐 주고는 꼭 한마디를 덧붙이곤 했다.

"어머! 한국말 되게 잘하시네요?"

외국인이 한국말을 유창하게 하는 줄 알고 신기해했던 것이다. 그런 시절이었기에, 모르는 사람이 급하게 다가오니 속으로 이런저런 상상을 했다. 그런데 이 여자분은 내게 다가와 조심스럽게 말을 꺼낸다.

"저 혹시 알비니즘……?"

그 말이 채 끝나기도 전에 그냥 가려고 하는데, 얼른 지갑을 꺼내서 가족사진을 내게 보여 주었다. 그러더니 사진 속 여자아이를 가리키며 딸이라고 했다. 아이 아빠가 알비니즘이 있는 사람들 모임 회장을 맡고 있으며, 알비니즘 홈페이지도 있으니 방문해 보라는 말도 덧붙였다. 서로 출근길이라 바쁘니 연락처를 주고받고 헤어졌다. 그게 내게 있어서 알비니안 가족과의 첫 만남이다.

알비니즘 홈페이지를 방문해 보고 나서 나와 같은 외모를 가진 사람이 전국에, 그리고 다른 나라에도 있다는 사실을 알게 되었다. 부모님은 내가 아무리 많은 사람들 틈에 있어도 찾기 쉬워서 좋다고 하셨는데, 생전에 알비니안 가족 모임에 참석할 기회가 있었더라면 어떤 반응을 보이셨을지 궁금하다.

어떤 사람은 알비니안이 점점 증가하는 추세인 것 같다고 말한다. 글쎄다. 실제로 증가하는 추세인지는 확인된 바 없다. 다만, 매스컴과 인터넷의 발달로 전국 그리고 전 세계의 소식을 접하기가 쉬워지니, 자기 혼자일 거라고 생각했던 옛날에 비하면 지금은 전국 각지에, 그리고 다른 나라에도 많이 살고 있음을 알게 된다. 그리고 알비니즘이 있는 아기가 태어나서 카페에 새로 가입하는 회원이 하나둘 늘어 가니 점점 증가하는 추세인 것처럼 느껴지는 건 아닐는지.

2장

알비니즘이 시력에 끼치는 영향

1. 알비니즘으로 인한 시력 증상

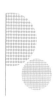

알비니즘으로 인한 시력 증상에는 근시, 원시, 난시, 사시, 눈부심, 안구진탕증이 있다. 그리고 정도가 심한 고도근시, 초고도근시, 고도원시, 초고도원시, 고도난시, 초고도난시도 있다.

알비니즘에 따른 시력 문제는 주로 '중심 와(fovea)'의 발달 저하로 인해서 나타난다. '중심 와'는 눈 안쪽의 망막에 있는 작지만 아주 중요한 부위다. 망막은 신경세포를 포함하고 있어서 빛이 눈을 통과하는 것을 감지하고 빛에 의한 신호를 뇌로 전달하는 역할을 한다. '중심 와'는 글자와 같은 선명한 영상을 볼 수 있게 해 주는 망막의 한 부분인데, 알비니즘이 있는 사람은 이 '중심 와'가 발달돼 있지 않다. '중심 와'가 정상적으로 발달하지 못하는 이유는 아직까지 밝혀지지 않았지만, 시력 발달을 위해선 '중심 와'가 형성되어야 하고, '중심 와'를 형성하려면 망막에 멜라닌 색소가 필요하다고 볼 수 있다.

또 다른 중요한 문제는 망막과 뇌를 연결시켜 주는 신경조직 전달 패턴에 있다. 알비니즘은 신경조직의 신호들을 눈동자에서 뇌로 전달하는 데 비정상적인 패턴을 가진다. 그로 인해 두 눈동자가 함께 정상적으로 작용하는 것을 방해하고, 빛깔의 농도에 대한 인지력을 감소시키기도 한다.

그렇다면 알비니즘으로 인하여 나타나는 각각의 시력 증상에 대해 알아보자.

근시

근시는 망막 위에 맺혀야 하는 초점이 망막 앞에 맺히는 경우로, 사물을 가까이에서 봐야 제대로 보인다. 근거리 사물을 보는 데는 지장이 없으나 거리가 멀어질수록 사물이 제대로 보이지 않고 형체만 어렴풋하게 보인다. 고도근시나 초고도근시는 그보다 정도가 더 심하다. 안경을 착용해도 도움이 되지 않는다. 눈앞에 검은 점 같은 날파리가 날아다니는 듯하다고 해서 '날파리증'이라고도 하는 비문증이 생기기도 한다.

원시

원시는 멀리 떨어진 물체에 대해선 초점이 맞지만 가까운 곳에 있는 물체에는 초점이 잘 맞지 않는다. 알비니즘으로 인한 원시는 대개 안구진탕증이나 사시 등 다른 증상을 동반하기 때문에 원거리를 잘 보는 것도 아니며, 근거리에 초점을 맞추기도 쉽지 않다. 고도원시, 초고도원시도 있다.

난시

난시가 있으면 사물이 흐릿하거나 퍼져 보인다. 카메라 렌즈의 초점이 잘 맞지 않고 흔들림이 있는 사진을 떠올리면 이해하기 쉽다. 사진을 찍어 본 사람이라면 카메라 렌즈의 초점이 잘 맞은 사진과 초점이 맞지 않은 사진, 흔들림이 없는 사진과 흔들림이 있는 사진이 각각 어떻게 다른지 알 것이다. 카메라 렌즈 초점을 잘 맞추고 삼각대를 이용해서 흔들림이 없는 사진이 시력이 좋고 난시가 없는 상태라고 가정한다면, 초점이 덜 맞고 살짝 흔들린 사진이 난시가 조금 있는 상태이다. 또한 안구진탕증과 난시가 심하면 초점이 맞지 않으면서 많이 흔들린 사진을 보는 것 같다.

정도의 차이는 있지만 알비니즘이 있는 사람들 대부분이 난시를 겪고 있으며, 고도난시, 초고도난시도 있다.

사시

사시는 시신경의 변화된 발달 체계와 관련이 있으며, 알비니즘에서 흔하게 나타난다. 그렇다고 해서 모두가 사시를 동반하는 것은 아니다.

사시가 있으면 물체를 향해 두 눈동자를 동시에 고정시키지 못한다. 또한 물체의 움직임을 따라 두 눈동자를 동시에 움직이지 못한다. 사물을 볼 때 한쪽 눈동자가 바깥쪽으로 향하는 증상을 '외사시'라고 하며, 눈동자가 안쪽으로 몰리면 '내사시'라고 한다. 비록 두 눈동자를 함

께 고정시킬 때보다 선명하지 않지만 어느 정도 빛깔의 농도를 인지할
수 있다. 양안 시력 차이가 많이 나면 더 잘 보이는 눈으로만 사물을 보
려고 하기 쉽다. 그러면 상대적으로 자주 사용하지 않는 눈은 자연스레
사물을 인지하는 능력이 더 떨어진다.

사시는 수술로 교정이 가능하지만, 그렇다고 해서 시력이 좋아지는
건 아니다. 또한 수술로 교정이 되었다가 몇 년 지나면 증상이 다시 나
타나기도 한다.

눈부심

알비니즘이 있으면 빛에 민감하며 눈부심을 겪는다. 더 심하게 겪거
나, 비교적 덜하거나 하는 정도의 차이는 있다. 햇빛에서는 물론이고
조명이 지나치게 밝아도 눈이 부시다. 빛을 정면으로 보거나 앞에서 반
복적으로 번쩍거리면 주변을 제대로 보지 못한다.

알비니즘이 있는 자녀가 어릴 때는 가급적 카메라 플래시 사용을 금
하는 게 좋다. 백일 사진이나 첫돌 기념사진을 찍을 때도 조명 사용에
유념해야 한다. 특히 아기의 눈에 플래시를 터트리지 않도록 주의해야
한다. 눈을 보호하기 위해서이기도 하고, 눈이 빨갛게 보이는 적목 현
상을 피하기 위해서다. 알비니즘이 있는 사람에게 사진 찍어 줄 때는
플래시 사용이나 조명에 세심한 주의를 기울여야 한다.

안구진탕증

안구진탕증(안구 흔들림증)은 눈동자가 비자발적으로 움직이는 증상을
말한다. 안구진탕증이 있으면 기다란 형광등 불빛이 출렁이는 것처럼

보인다. 책이나 신문 등을 읽을 때는 머리를 한쪽으로 기울이거나 좌우로 움직이는 경향이 있다. 이는 눈동자의 움직임을 감소시켜 주는 방향으로 따라가는 것이며, 나름대로 더 잘 보려는 노력의 일환이다.

어려서는 안구진탕증이 심하다가 성장하면서 증상이 완화되거나 없어지는 경우도 있고, 어려서 없다가 자라면서 생기기기도 하고, 더러 안구진탕증이 아예 없는 사람도 있다.

알비니즘으로 인한 시력 문제는 화이트 알비니즘(OCA1A)이 가장 심하다. 시력이 매우 약한데다가 눈부심까지 심하니 낯선 장소에선 시야가 금방 확보되지 않는다. 이때 곁에서 누군가가 서두르고 재촉하면 당황한 나머지 더 허둥댄다. 잘 보이지 않으니 물건을 앞에 두고도 두리번거리며 다른 곳에서 찾거나, 가야 할 곳을 뻔히 보면서도 엉뚱한 곳으로 가기도 한다. 낯선 장소에선 위치나 상황 파악이 시력 좋은 사람보다 더디다. 이 때문에 행동이 굼뜨거나 인지력이 낮은 사람이라는 오해를 받을 소지가 다분하다. 그러나 눈에 익숙한 장소에선 알아서 잘 움직이므로, 남들은 시력이 약한 사람이라는 걸 얼른 알아채지 못한다. 글씨를 쓰거나 사물을 가까이서 들여다보면 그제야 시력이 매우 약한 사람이라는 사실을 알아차린다.

물론 개인차가 있기 때문에 화이트 알비니즘인데도 더러 행동이 민첩한 사람도 있다.

2010년 이후에 들어서 망막 조직을 만드는 실험이 성공을 거듭하고 있다. 미국 연구진은 혈액에서 추출한 세포를 이용해 망막 초기 조직을 형성하는 데 성공했으며, 일본 연구진에 의해 배아줄기세포로 입체적인 구조의 망막 조직을 만드는 데 성공했다는 기사를 읽었다. 이러한 연구가 진척되면 선천적으로 멜라닌 색소가 없거나 소량이라서 망막 발달 과정에 영향을 받아 시력이 매우 약한 알비니안도 정상 시력에 가까워지거나 정상 시력을 찾을 수 있을지, 알비니안 가족의 관심이 쏠리고 있다.

그런가 하면, 캐나다의 가쓰 웹 박사에 의해 생체렌즈가 발명되었다는 기사도 소개됐다. 생체렌즈는 황반변성으로 인한 시력 감퇴자들의 시력을 회복시켜 주기 위해 만들었으며, 시력이 약한 사람에게 시력을 교정해 주는 것은 물론이고, 20/20, 즉, 1.0인 건강한 눈을 가진 사람의 시력도 3배나 더 향상시켜 준다고 한다. 생체렌즈 이식 시술은 동물 실험을 거친 후, 사람에게 적용할 예정이다. 2017년부터 캐나다와 여타 국가에서 안정성 승인을 거쳐 시력이 완성된 25세 이상을 대상으로 시행할 계획이라고 한다.

알비니안 가족이 가장 걱정하는 게 바로 시력이다. 남들보다
튀는 밝은색의 머리도, 자외선에 약한 하얀 피부도 걱정이지
만, 시간이 지나면서 외모적인 부분보다 시력이 더 큰 문제
라는 걸 인식한다.

2. 하늘과 구름이 보이나요

알비니즘이 있는 사람들은 대개 시력이 매우 약하며, 아주 못 보는 건 아니지만 잘 보지 못한다. 안경을 착용하든 안 하든 별 차이가 없다. 안경을 착용하면 그저 조금 더 선명하게 보일 뿐이다.

아기 때는 자신의 시력으로 어느 정도 보이는지를 설명하지 못하기 때문에 가족들 입장에선 궁금하기도 하고 걱정도 된다. 가까이에 있는 것을 못 알아보거나 얼굴에 바짝 대고 볼 때면 시력이 매우 약한 것 같고, 또 방바닥에 떨어진 머리카락 한 올까지 집어 내는 걸 보면 너무 염려할 정도는 아닌 것 같기도 하고…….

시력이 좋은 사람은 시력이 매우 약하다고 하면 얼마만큼 보이는지, 어떤 형태로 보인다는 건지 이해하기 어려울 것이다. 이해를 돕기 위해 알비니즘 중에서도 시력 증상이 심한 화이트 알비니즘의 내 시력을 예로 들어 보겠다.

야외에선 상대가 먼저 알은체를 해야 누군지 알 수 있다. 그렇지 않으면 가까이 다가와도 얼굴을 알아보지 못할 때가 많다. 버스 노선번호도

차가 가까이 와서 멈춰 선 다음이라야 알아본다. 한 대 뒤에 있거나 두세 대 뒤에 정차해 있다면 번호를 알아보지 못한다. 버스 옆면에 노선 번호가 크게 쓰여 있다면, 차가 지나갈 때 그제야 알게 된다. 때론 뻔히 보고도 놓친다. 그래서 버스보다는 전철을 이용하기가 편하다.

눈부심 때문에 실내보다는 밖에서 더 불편을 겪는다. 눈부심이 심할 때는 시야 범위를 좁혀서 보는 게 도움이 된다. 손바닥을 펴서 눈썹 위치에 대고 보거나, 손을 망원렌즈 모양으로 둥글게 말아서 눈에 대고 보면 좀 낫게 보인다. 야구모자 같은 챙이 있는 모자를 착용하는 것도 시야 범위를 좁혀 주고 눈부심을 덜어 주는 데 도움이 된다. 걸어가면서 보는 것보다 차를 타고 가면서 보면 눈이 좀 더 편한 것도 이와 같은 이치다. 차창이 시야 범위를 일정 부분 좁혀 주는 역할을 하므로 차창을 통해서 밖을 보면 더 멀리까지 볼 수 있다.

안구진탕증이 있으면서 난시가 심하면 사물이 실제와 다르게 보일 때가 있다. 근거리의 큰 사물을 보는 데는 불편함이 없지만 거리가 멀어질수록 윤곽이 선명하지 않다. 흰색과 검은색의 잔잔한 격자무늬 옷은 가까이서 보면 무늬가 제대로 보이지만 좀 떨어진 거리에서 보면 마치 회색 같다. 불빛은 두세 겹, 심하면 네다섯 겹으로 번져 보일 때도 있으며, 한 개의 선이 여러 개로 보일 때도 있다. 글자 크기가 작으면서 획순이 많은 한자는 한데 엉켜 보이므로 무슨 글자인지 알아보기 힘들다. 한글이나 숫자는 신문 기사 글씨 크기보다 작으면, 비슷하게 생긴 글자와 착시 현상이 생긴다. 예를 들면 '증상'이 '중상'처럼 보일 수도 있고, '낮'과 '낯'이 같은 글자로 보일 때도 있다. 일반적인 단어는 문맥에 따라 읽으면 되니까 실수를 덜하지만, 지명이나 이름 등 고유명사는 자칫 실수하기 쉽다. 숫자가 여러 개 나열되어 있을 경우 3과 8, 3과 9, 5와 6 이 비슷하게 보인다. '5630'을 '5690'으로, '6859'를 '6869' 또는 '6853'으로 볼 수도 있다는 얘기다. 그러므로 작은 글씨는 꼼꼼하게 살피거나, 확대해서 봐야 실수하지 않는다. 글자가 크고 반듯한 고딕체는 이런 착시 현상이 없다.

글자 크기가 같다면 진할수록 더 잘 보인다. 흰 바탕 위에선 파란색 글씨보다 검정색이, 주황색보다는 빨강색 글씨가 더 잘 보인다. 노랑 바탕에 검정색, 빨강 바탕에 흰색처럼 색상 대비가 클수록 글씨가 눈에 더 잘 들어온다. 글씨체는 진한 고딕체가 가장 읽기 편하다. 알비니즘이 있는 사람은 특정색, 특히 선명하고 강렬한 색을 보는데 어려움을 겪는다고 언급한 글을 인터넷에서 본 적이 있다. 내 경우, 파스텔톤 색상보다 선명하고 강렬한 색상이 더 잘 보인다.

텔레비전이나 컴퓨터 모니터는 아주 가까이 다가가서 봐야 제대로 보인다. 그러므로 가족들 입장에선 텔레비전이나 컴퓨터 모니터가 크면 보기가 나을 거라고 생각하기 쉽다. 실제로 자녀 때문에 일부러 대형 텔레비전과 큰 모니터를 구입했다는 회원도 있다. 물론 화면이 너무 작아도 보기가 불편하지만, 클수록 시야를 더 확보해야 하기에 오히려 더 불편하다. 또한 화면이 커도 적정 거리를 유지하기가 어렵고 어느 순간 가까이 다가가 보게 된다. 어린 자녀를 위해서 텔레비전을 대형으로 장만했을 경우, 반드시 적정 거리를 유지하도록 지도해 줘야 한다. 여기서 말하는 적정 거리란 알비니즘이 있는 사람의 시력으로 볼 수 있으며 너무 가깝지는 않은 거리를 말한다. 또한 대형 화면 앞에 지나치게 바짝 다가가 보는 습관을 들이지 말라는 것이다.

컴퓨터 모니터는 크기가 클수록 고개를 이리저리 움직이며 봐야 하기에 장시간 사용하면 현기증이 나고, 온몸이 피로하다. 따라서 지나치게 큰 것보다는 적당한 크기가 좋다. 참고로 컴퓨터 모니터는 17~19인치가 적당하다. 나는 줄곧 17인치 모니터를 사용했는데, 2016년 봄에 교체할 때 그 크기가 없어서 어쩔 수 없이 22인치를 구입했다. 처음에는 불편하더니 며칠 사용하니까 눈에 적응되었다. 하지만 22인치 이상이면 적응하기도 힘들고 불편할 것 같다.

고도근시와 안구진탕증 그리고 난시가 심한 화이트 알비니즘의 시력으로 어떻게 보이는지를 몇 가지 예를 들며 설명했다. 같은 화이트 알비니즘이라도 시력은 개인차가 있다. 이보다 더 나은 시력도 있고, 더 저시력도 있음을 일러둔다.

눈에 멜라닌 색소가 얼마만큼 존재하는지, 시력에 얼마나 영향을 끼쳤는지에 따라 시력 차이가 난다. 또한 같은 유형의 알비니즘이라도 평소 시력 관리를 잘하고 자신의 눈을 잘 활용하면 좀 더 낫게 보며, 일상생활에서도 불편을 덜 겪는다.

"하늘이 보여요?"
"구름이 보여요?"

"저기 앞에 산이 보이나요?"
"저쪽 도로 건너 건물이 보이나요?"

시력이 약해서 가까이서 봐야 알아본다는 말을 들으면 사람들은 흔히 이런 질문을 한다. 하늘이나 구름처럼 높고 멀리 있는 것은 보이지 않을 거라고 지레짐작하고 물어보는 것이다. 알비니즘이 있는 딸을 둔 어느 회원은 하늘을 보다가 문득 자신의 아이가 이 아름다운 하늘을 못 볼 거라고 생각하니 마음이 아팠다고 한다. 병원에서 딸에게 알비니즘이라고 진단을 하며 시력이 맹인에 가까울 거라고 했기에 그렇게 생각한 것이다.

그러나 다행히 우리는 하늘의 구름 한 점까지 본다. 바로 앞에 마주 오는 사람 얼굴도 제대로 알아보지 못하면서 하늘의 구름 모양이 보인다고 하면 의아하게 들리겠지만, 사실이다. 원거리라고 해서 다 못 보는 건 아니다. 원거리라도 대상이나 상황에 따라 비교적 잘 보이는 것이 있고, 형체만 어렴풋이 보이는 것도 있다.

먼 거리에 있는 산의 형태는 잘 보이지만, 그 산에 있는 나무와 바위의 모습은 선명하지 않다. 몇 십 미터 떨어진 거리의 건물은 보이지만, 그 건물 벽에 붙어 있는 간판 글씨는 알아보기 어렵다. 영화관에서 대형 스크린에 영상은 보이지만,

자막은 읽기가 불편하다.

시력이 좋아도 길눈이 어두워서 몇 번 다닌 곳도 못 찾고 헤매는 사람이 있는가 하면, 시력이 약해도 방향 감각이 좋고 길눈이 밝아서 낯선 곳도 잘 찾는 사람이 있다. 알비니즘이 있는 사람도 이와 같다. 시력은 좀 낮게 나와도 길눈이 어두운 사람이 있고, 시력은 더 약해도 방향 감각이 좋으며 길눈이 밝은 사람도 있다.

시력이 약하면 일상생활에서 여러모로 불편을 겪는다. 삶의 질에도 영향을 끼친다. 본의 아니게 둔하고 답답한 사람으로 보이기도 한다. 살다 보니 이젠 그 불편마저 적응되었다.

시력 때문에 하고 싶은 것을 포기해야 하는 순간도 온다. 나 역시 그런 과정을 겪었다. 그러나 '시력이 좋아도 자신이 원하는 걸 다 하고 살아가는 사람이 과연 몇이나 될까?' 이렇게 생각하니 이젠 시력 때문에 포기한 것에 대해서도 억울하지 않다.

3. 빛이 너무 밝으면 눈을 감고 싶어

흔히들 시력이 약하면 밤보다는 낮이, 흐린 날보다는 맑은 날이 더 잘 보일 거라고 생각하기 쉽다. 하지만 알비니즘으로 인한 저시력은 흐린 날보다 맑은 날 낮에 더 불편하다.

정도의 차이는 있지만, 알비니즘이 있으면 빛에 민감하며 햇빛과 불빛에 쉽게 눈이 부시다. 심지어 쾌청한 날은 하늘빛과 노을에도 눈이 부시다. 흐린 날은 시야에 고루 들어오지만, 맑은 날은 햇빛이 비치는 곳이 시야에 먼저 들어오고 그늘진 곳이 상대적으로 더 컴컴해 보인다.

햇빛을 마주 보고 걸을 때는 마주 오는 사람의 얼굴을 알아보지 못하고, 그 사람이 무슨 색 옷을 입었든 그림자처럼 보인다. 그러나 햇빛을 등지고 걸으면 색깔을 제대로 구분한다.

햇빛이 비치면 불빛을 구별하기 어렵다. 신호등에 햇빛이 비치면 왕복 6차선 이상 도로 맞은편의 신호등 불빛이 파란색인지 빨간색인지, 때론 왕복 4차선 도로에서도 못 알아본다. 그렇다고 해서 색맹은 아니다. 흐린 날이나 밤에는 신호등을 보는 데 불편이 없다. 도로 폭이 넓어도, 그리고 좀 멀리 떨어져 있는 곳의 신호등 불빛 색깔도 쉽게 구별한다.

택시 정류장이 아닌 곳에선 택시를 타기가 불편하다. 달려오는 택시의 빈 차임을 알리는 불빛이 켜져 있는지 꺼져 있는지 분간하기 어렵기 때문에 선뜻 세우지 못한다. 그렇다고 달려오는 택시마다 무조건 세울 수도 없는 노릇이다. 손님이 타고 있는 차를 세우기라도 하면 이상한 사람으로 오해받기 십상이다. 반면 흐린 날이나 밤에는 빈 차 불빛을 알아보기 쉽다.

건물 외벽이 유리나 반짝이는 패널(panel)로 되어 있는 주변을 지나갈 때면, 외벽이 햇빛을 받아 반짝거려서 시야가 매우 불편하다. 유리 창문 정도는 때로 불편해도 감수할 만하다. 그러나 건물 외벽 전체를 그렇게 해 놓은 건, 그 주변 사람이 겪을 불편을 전혀 고려하지 않은 배려가 없는 디자인이다.

불빛은 조명의 밝기와 종류에 따라 눈부심의 정도는 다르다. 예를 들자면, 형광등 불빛은 눈부심이 덜하고 자동차 불빛은 눈부심이 심하다. 대형 쇼핑몰처럼 넓은 공간에 밝은 조명이 여러 개 있어도 눈이 부시다.

밤에는 신호등 색깔을 구별하기 좋고 네온 간판을 알아보기도 한결 낫기 때문에 편한 면이 있다. 그러나 차량 통행량이 많으며 밝고 화려한 조명과 네온 간판이 많은 도시에선 밤에도 눈부심으로 인한 불편을 겪는다. 난시가 심하면 불빛이 번져 보이므로 더더구나 불편하다. 또한 강한 불빛이 앞쪽에서 반복적으로 번쩍거리면 불빛 외에 다른 건 보이지 않으며, 그 주변을 제대로 볼 수가 없다. 눈을 뜨고 있기도 힘들다.

컴퓨터나 독서확대기 모니터, 스마트폰 액정 화면 등을 볼 때도 정도는 약하지만 눈부심이 있어서 자신도 모르게 두 눈을 가늘게 뜨고 미간을 찌푸리게 된다.

어느 지방 도시의 시외버스터미널 앞에서 벌어진 일이다. 터미널에서 목적지까지 시내버스 노선이 마땅히 없고 걸어가기엔 좀 멀어서 택시를 타려고 했다. 저만치 택시가 오는 게 보이는데 맑은 날이라서 빈 차임을 알리는 불이 켜져 있는지 꺼져 있는지 알아보기 어려웠다. 세울까 말까 망설이는 동안 어떤 여인이 오더니 잽싸게 차를 세운다.

뻔히 보면서도 한 대 놓쳤구나 싶어서 아쉬운 마음으로 다음 택시를 기다리는데, 방금 그 여인이 차에서 다시 내린다. 그리고는 나에게 미안하다면서 먼저 타라고 한다. 어떤 상황인지 짐작이 되시는가? 아마도 그 여인과 택시 기사는 내가 새치기 당해서 눈살을 찌푸리고 인상을 쓰고 있다고 생각한 것 같다. 하지만 나는 단지 눈이 부셨을 뿐이다.

눈부심 때문에 눈을 가늘게 하고 미간을 좁히면서 찡그리던 게 습관이 되면 평소에도 그런 표정을 하기 쉽다. 그러면 미간 주름이 생겨, 마치 인상을 쓰는 것처럼 보인다. 자칫하면 찡그린 인상으로 굳어지기도 한다. 모르는 사람이 볼 땐 '저 사람이 왜 날 보고 인상을 쓰지?' 하며 기분 나빠할지 몰라도, 우리는 단지 눈이 부실 뿐이다.

4. 언제쯤 아기와 눈맞춤이 가능할까

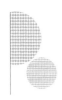

안구진탕증이 있으면 눈동자가 비자발적으로 움직여서 초점을 제대로 맞추기가 어렵다. 아기가 생후 육칠 개월이 지나도 눈을 맞추지 못하면 부모는 걱정이 되고 한편으론 속상하다. 언제쯤 아기와 눈맞춤이 가능할까? 눈맞춤을 할 수는 있을까? 이런저런 궁금증이 생기기 마련이다.

어려서는 안구진탕증이 심하다가 점차 완화되는 사람이 있고, 어려서는 심하지 않다가 자라면서 더 심해지는 경우도 있기에 언제쯤 눈을 맞추기가 가능하다고 단정 지을 수는 없다. 그러나 불가능한 건 아니다.

아기와 눈을 맞추는 연습을 많이 하는 것이 도움이 된다. 가족들이 아이와 눈을 마주 보며 자연스럽게 이야기해 보자. 그리고 퍼즐이나 블록을 가지고 놀면서 본인이 의식하지 않고 시선을 집중하게 해 주자. 아이와 눈을 맞추기 위해 의식적으로 시선을 바로 보도록 하면, 긴장을 하면서 순간적으로 눈동자의 움직임이 더 심해진다. 눈을 맞추는 연습을 많이 하되, 자연스럽게 해야 도움이 된다.

안구진탕증 때문에 눈을 맞추기 어려운 점도 있지만, 자신도 모르게 고개를 돌리는 증상이 나타나는 사람도 있다. 가족들도 의사가 말해 주기 전에는 알아차리지 못하다가 그런 말을 듣고 나서 유심히 살펴본 후에 알게 될 정도이므로 심각한 문제는 아니다. 고개를 돌리는 증상을 고치기 위해 수술을 권하는 의사도 있다. 그러나 아이가 자라는 걸 보며 상태에 따라 수술 여부를 결정해도 된다. 고개가 돌아가는 현상은 자라면서 본인의 노력으로 좋아질 수 있다.

눈을 제대로 맞추지 못하거나 시선 처리가 부자연스러우면 성인이 되어 사회생활을 할 때 엉뚱한 오해를 받기 쉽다. 자칫 상대의 시선을 의도적으로 피하거나, 자신감이 결여된 사람으로 비칠 수 있기 때문이다. 그런가 하면, 알비니즘이 있는 사람들 입장에선 상대의 눈빛을 읽지 못하니까 상대방의 감정 상태를 빨리 파악하지 못하는 데서 오는 불편을 겪기도 한다.

부모들은 아기와 언제쯤 눈을 맞출 수 있을까 하는 궁금증과 더불어 눈 영양제에 대해서도 궁금해한다. 눈 영양제나 눈에 좋다는 건강보조식품이 자녀의 시력 향상에 도움이 될까 하고 관심을 갖는 것이다. 그렇다면 실제로 눈 영양제나 건강보조식품이 시력 향상에 효과가 있을까?

알비니즘처럼 선천적으로 저시력이면 눈 영양제를 복용해도 시력이 향상되지는 않는다. 다만 눈의 피로는 덜어 줄 것이며, 눈 건강에 도움이 될 것이다. 그러므로 눈 영양제나 눈에 좋은 식품을 섭취하는 것이 약한 시력이나마 잘 유지하는데 도움이 된다.

또한 시야를 넓게 보는 것이 도움이 된다. 주로 실내에 있으면서 컴퓨터나 독서확대기 등 전자기기에 눈을 혹사시키는 사람과 야외에서 넓은 공간을 보며 활동하는 사람이 있다고 가정하자. 시력이 같은 0.2라도 야외 활동이 많은 사람이 시야를 넓게 본다.

5. 시력을 잃을 수도 있을까

알비니즘이 있으면 시력이 점차 더 약해져서 결국에는 실명에 이른다고 말하는 의사들이 있다. 인터넷에서도 알비니즘 시력 증상을 안구진탕증, 고도근시, 난시, 사시, 실명과 같이 나열한 어느 교수의 글을 보았다. 실제 실명한 사례가 있다는 건지, 그럴 수도 있다는 의학적 소견인지는 확실하지 않다. 실명에 대한 사례나 정확한 근거 자료를 같이 제시하지도 않았기에 사실 관계를 확인할 수는 없었다.

정상 시력이던 사람도 여러 이유로 실명하곤 한다. 알비니즘이 있는 사람도 이와 마찬가지다. 알비니즘이 있으면 대개 시력이 매우 약하긴 해도 시력 저하가 급속히 오는 건 아니다. 미세하게 약해지거나, 어릴 적 시력을 유지할 수도 있다. 만약 알비니즘이 있는 사람이 실명한 사례가 있다면 다른 질환이 겹쳐서 실명에 이르렀을 가능성이 높다.

후천적으로 실명을 유발하는 질환으로는 녹내장, 당뇨망막증, 망막색소변성증 등이 있다. 이 중에서 망막색소변성증은 망막에 분포하는 세포가 변성 퇴화하여 망막 기능이 소실되는 진행성 질환으로, 눈부심, 좁아지는 시야 등 시력 이상을 보이다가 증상이 심해지면 실명에 이른다. 반면 알비니즘은 선천적으로 멜라닌 색소 결핍이라서 나타나는 증상이다. 후천적으로 나타나는 진행성 질환인 망막색소변성증과는 다르다.

고도근시가 녹내장으로 진행될 확률이 일반 근시에 비해 높다고 한다. 그래서 의사나 교수는 고도근시와 녹내장의 연관성 때문에 실명을 언급한 것일까? 하지만 알비니즘으로 인한 고도근시는 시력 변화가 크지 않다.

내가 아는 한 아직까지는 '알비니즘 가족 이야기' 카페 회원이 실명한 사례는 없다. 알비니즘으로 인하여 수반되는 여러 가지 시력 문제가 있지만 그로 인해 실명했다는 확실한 근거 자료는 없었다.

시력은 누구에게나 더없이 소중하므로 실명이 된다는 것은 인생에 있어서 대단히 심각한 문제이다. 그러므로 실명에 관해선 좀 더 확실한 근거 자료가 필요하다. 정확한 근거 없이 작성한 글을 누군가가 그대로 옮기고 또다시 옮기며 기정사실화해서는 안 된다. 알비니즘 시력 증상을 나열하면서 실명을 언급하는 건 신중할 필요가 있다.

알비니즘이 있는 사람은 오래 살지 못한다는 식으로 수명에 대한 오해도 있다. 실례로 한 포털 사이트에는 "알비니즘 환자는 수명이 20년이라는데 맞느냐?"하는 질문이 수년간 올

라와 있었다. 수명이 짧다는데, 보통 사람들만큼 살 수 있는
지 묻는 질문도 있었다. 심지어는 마흔 살을 넘기는 경우가
몇 퍼센트 안 된다는 글도 있다.

도대체 '20년'이라는 수치는 어디서 무슨 근거로 나왔으며,
마흔 살을 넘기는 경우가 몇 퍼센트 안 된다는 건 어떻게 나
온 확률인지 모르겠지만, 모두 잘못 알려진 것이다. 알비니
즘이 있어도 마흔을 넘긴 사람이 우리나라만 해도 나를 포함
해서 이미 상당수이다.

아프리카 지역에선 자외선차단제를 바르지 못한 채 강한 자
외선에 피부가 장시간 노출되어 피부암으로 조기에 사망하기
도 한다. 이런 경우가 아니라면 수명은 보통 사람들과 다를
바 없다. 알비니즘이 있는 사람은 20세를 넘기기 어렵다느
니, 마흔 살을 넘기는 경우가 몇 퍼센트 안 된다느니 하는 건
사실과 전혀 다르다.

3장

알비니즘에 필요한 검사

1. 무슨 검사를 받아야 할까

　의사로부터 아기가 '알비니즘'인 것 같다는 말을 들으면 가족들은 당황스럽고 난감하다. 정확한 진단을 받으려면 어느 병원을 가야 할지, 어떤 검사가 더 필요한지 알아보고자 하나, 정보 찾기가 쉽지 않다. 그런가 하면 자녀가 '알비니즘'이라는 확진을 받은 부모는 어떤 검사를 받아야 도움이 될지 궁금하기 마련이다. 제때 검사를 못하는 바람에 행여 치료할 시기를 놓치는 건 아닌가 하는 조바심이 난다.

　알비니즘 여부를 확인하려면 혈액 검사나 유전자 검사를 받아 보면 된다. 검사를 받으려면 유전학 클리닉, 유전상담센터 또는 대학 병원 유전학과를 가면 된다. 검사를 통해서 멜라닌 색소 존재 여부도 알 수 있다. 안과나 피부과에서도 알비니즘 여부 확인이 가능하다.

멜라닌 색소가 소량이라도 존재하는 알비니즘은 OCA1B, OCA2, OCA3, OCA4, OCA5, OCA6, OCA7 가운데 구체적으로 어떤 유형인지 알아보려면 유전자 검사를 받으면 된다.

의사로부터 '알비니즘'이라는 진단을 받았다면 시력과 관련해서 안과에서 진료를 받아 봐야 한다. 그 외에는 치료를 위한 검사는 딱히 할 게 없다. 아직은 알비니즘 치료법이 없기 때문이다. 뇌파 검사나 조직 검사를 권하는 병원도 있고, 1990년대 중반까지만 해도 어느 대학병원에선 신생아를 일주일간 격리시키고 검사를 했다고 한다. 그러나 이러한 검사를 통해 아이가 '알비니즘'이라는 사실을 재확인시켜 줬을 뿐이다.

알비니즘 확진을 위해 생후 얼마 되지 않은 아기에게 이런저런 검사를 시키는 건 권하고 싶지 않다. 아기는 아기대로 검사를 받느라 고통스럽고, 그걸 지켜봐야 하는 부모는 부모대로 가슴 아픈 일이다. 굳이 확진이 필요하다면 차라리 부모가 유전자 검사를 받는 게 낫다. 검사 결과 부모 둘 다 알비니즘 보인자이면 아기가 알비니즘이 있다는 것이 확인된 셈이다. 만일 더 정확하게 알고 싶다면 아이가 대여섯 살 때 검사를 받아도 늦지 않다. 그 나이쯤이면 이미 여러 경로를 통해서 확인한 후일 수도 있다.

부모 입장에선 자녀에게 질환이 있다는 걸 알면서도 그냥 있는다는 게 마음에 걸려 도움이 될 만한 것이 있다면 무엇이든 시도해 보고 싶을 것이다. 별다른 치료법이 없다는 걸 안다 해도, 혹시나 도움이 되는 길이 있을까 하고 간절한 마음에 아기를 데리고 이 병원 저 병원 찾아다니게 된다. 그러나 검사 받는 아기도, 데리고 다니는 부모도 다 같이 고생만 할 확률이 높다. 그저 조바심에, 태어난 지 백일도 채 되지 않았거나 첫돌도 안 된 아기를 데리고 유명 병원을 전전하느라 생고생하지 말라고 당부하고 싶다.

2. 안과 검사 받기에 적당한 시기

　안과 진료를 받아야 한다는 건 알지만 언제부터 진료를 받는 게 좋을지 많이들 궁금해한다. 너무 늦게 갔다가 시력 향상에 도움이 되는 시기를 놓치지는 않을까 염려하는 마음에서다.

　안과 검사는 생후 24개월에서 다섯 살 사이에 받는 게 적당하다. 안과에서 눈 검사를 할 때 동공을 확대하는 약을 넣는데, 눈이 따가워서 아이가 많이 힘들어할 뿐만 아니라 검사가 끝나고도 몇 시간은 눈부심 때문에 괴롭다고 한다. 이런 검사를 몇 개월에 한 번씩 정기검진을 하는 경우가 많다. 치료가 되는 것도 아니고, 단지 눈 상태를 점검하기 위해 몇 개월 간격으로 시행하는 건 어린 자녀에게 무리이다. 그러므로 생후 얼마 되지 않은 아기에게는 안과 검사 시기를 늦추는 게 낫다.

　화이트 알비니즘(OCA1A)은 초등학교 들어간 이후에 안과 진료를 받아도 별 상관은 없다. 하지만 눈에 멜라닌 색소가 존재하는 알비니즘은 맞춤 안경이나 렌즈 등으로 조금이나마 시력에 도움을 받을 수도 있다고 하니, 두세 살에서 초등학교 입학 전에 유명 안과에서 진료를 받는 게 좋다. 또한 저시력 클리닉에서 시기능 훈련을 받아 볼 필요가 있다.

멜라닌 색소가 있는 알비니즘은 라식 수술이나 안내렌즈삽입술이 가능한 사람도 있다. 그러므로 성인이 된 후에도 시력에 도움이 될 만한 방안이 있는지를 적극적으로 알아보는 게 좋다.

OA는 OCA에 비해 알비니즘이라는 사실을 늦게 알아차리게 된다. 신생아일 때는 몰랐다가, 다른 질병 때문에 소아과에 진료 받으러 가서 의사로부터 '알비니즘' 혹은 '눈백색증'이라는 말을 듣게 되고 안과 진료를 권유받거나, 아기 눈동자에 이상이 있어서 안과에 갔다가 알게 될 것이다. 안과부터 갔을 경우, 진료한 후 바로 검사를 받을 확률이 높다. 그러나 소아과에 갔다가 선생님으로부터 알비니즘 소견을 듣고 안과 진료를 권유받았을 경우, 만약 아기가 24개월 미만이라면 부랴부랴 안과를 달려가진 않아도 된다.

내가 처음으로 안과에 간 것은 열다섯 살 때였다. 여름방학을 이용해서 엄마와 함께 유명하다는 안과에 가서 진료를 받아 보기로 한 날부터 무척 설렜다. 유명한 안과에 가면 내 시력에 맞는 안경을 맞출 수 있거나 시력이 좋아지게 하는 치료법이 있을 거라고 잔뜩 기대하며, '시력이 좋아지면 이것도 하고 저것도 해야지!' 무지개 같은 꿈에 부풀었다. 안과를 가는 날은 버스 차창으로 바깥 풍경을 바라보면서 돌아올 때는 저 산과 들이 얼마나 더 잘 보일까, 어떤 모습일까를 상상하며 구름 위를 걷는 기분이었다.

그런데 내 눈을 살펴본 의사는 이렇게 말했다.

"안구진탕증이 심하며, 이 눈은 현대의학으로는 고칠 수 없습니다."

설렘과 기대로 한껏 들떠 있던 기분이 의사의 말 한마디에 순식간에 풍선에 바람 빠지듯 사그라졌다. 병원을 나서는데 내 눈앞에는 한 걸음 앞서 걷던 엄마의 연보라색 한복치마 끝자락과 땅바닥이 온통 노랗게 물들어 보였다. 한여름인데도 마치 노란 은행잎이 하염없이 떨어져 바닥에 깔리는 듯했다. 하늘이 노랗다는 게 어떤 건지를 그때 실감했다. 평생을 잘 보이지 않는 시력으로 살아야 한다고 생각하니 눈앞이 캄캄했다. 진학과 진로에 대한 생각을 바꾸는 순간이기도 했다.

그로부터 몇 십 년이 흐른 지금도 시력에는 큰 차이가 없다. 안과를 좀 더 일찍 갔다면 시력이 더 좋아졌을까? 그렇지는 않을 것이다. 아마도 실망과 절망을 좀 더 빨리 경험했겠지.

3. 알비니안 가족이 주로 가는 안과

전국에는 수많은 안과가 존재한다. 그중에는 유명하다고 소문이 난 안과도 많다. 그러나 알비니즘으로 인한 시력은 아직까지 특별한 치료법이 없다 보니, 어느 안과를 가야 도움이 될지 선택하기가 참으로 망설여진다. 처음 한두 곳을 다녀 보고 절망적인 말을 들으면 더 이상 안과를 갈 엄두가 나지 않는다. 그래도 혹시나 하는 마음에 다른 알비니안은 어느 안과를 다니는지, 어떤 치료를 받고 있는지 궁금할 것이다.

알비니안 가족이 주로 가는 서울 소재 대형 병원 안과 몇 곳과 저시력 클리닉이 있는 곳을 소개하면 다음과 같다.

서울대학교병원 안과
신촌 세브란스병원 안과(안구진탕 분야)
중앙대학교병원 안과(저시력 클리닉, 시기능 훈련)
카톨릭대학교 서울 성모병원 안과(사시 클리닉)
국립중앙의료원 안과(사시 · 저시력 클리닉)
순천향대학교 서울병원 안과(사시 · 소아안과 클리닉, 시력교정 클리닉 2)

서울 아산병원 안과

건양의료재단 김안과병원

이외에도 부산, 대구, 광주, 전주 등 지방에 있는 대학병원의 안과를
가는 사람도 있다.

서울이나 수도권에 거주한다면 서울 소재 대학병원 안과나
안과 전문 병원에서 진료를 받는 것이 무난하다. 하지만 지
방에 거주하는 가족은 서울로 몇 개월에 한 번씩 정기검진을
받으러 어린 자녀를 데리고 다니려면 보통 일은 아니다. 서
울까지 왕복하는 데 시간도 걸리고, 아이에게도 무리가 따
른다.

병원에 따라 검사에 필요한 장비가 있고 없고의 차이는 있
다. 그러므로 처음에 한 번은 알비니안 가족이 주로 가는 서
울 소재 안과에서 검사를 받고, 이후로는 지방에 있는 병원
에서 진료를 받아도 된다.

만일 서울에 있는 대학병원 안과나 안과 전문 병원에서 알비
니즘 시력에 관한 획기적인 치료법이 개발된다면 수고를 감
수하고서라도 서울로 다녀야 하겠지만, 그렇지 않다면 거주

지에서 비교적 가까운 거리에 있는 대학병원 안과나 안과 전
문의가 있는 곳에서 진료 받는 것이 수고를 덜한다.

4. 안경 맞추기에 적당한 시기

알비니즘이 있는 자녀에게 안경을 언제 맞춰 줘야 할지, 안경 착용의 적당한 시기는 예나 지금이나 부모들이 한결같이 궁금해하는 사항이다. 두 돌 정도 되었는데 안과 의사가 안경을 착용하라고 권유했다는 가족도 있고, 유치원 때부터 착용했다는 회원도 있다. 초등학교 들어가서 착용한 사람도 있고, 안경을 착용해도 제대로 잘 보이는 것은 아니므로 성인이 되어서도 안경을 아예 착용하지 않고 생활하는 사람도 있다. 부모 입장에선 누구 말을 들어야 할지 혼란스러울 것이다.

안경을 착용하는 시기가 이렇게 각각 다른 것은 알비니즘 유형별로 시력이 차이가 나며, 같은 유형이라도 개인차가 있기 때문이다. 또한 각자 어떻게 적응하느냐에 따라 다르고, 의사가 어떻게 처방하는가에 따라서도 달라진다.

알비니즘이 있는 사람들이 주로 착용하는 안경의 종류부터 알아보자.

고굴절렌즈 안경

고굴절렌즈, 초고굴절렌즈는 굴절률이 높아서 도수가 높아도 일반 렌즈에 비해 얇으며 덜 무겁다. 안경을 착용하지 않을 때보다 조금 더 선명하게 보인다.

광학렌즈(변색렌즈) 안경

실내에선 일반 안경이지만, 햇빛에선 색상이 짙어지며 선글라스 기능을 하기 때문에 눈부심을 덜어 주고 자외선을 차단하는 일석이조의 안경이다. 안경과 선글라스를 번갈아 사용하는 불편을 덜어 준다. 원래는 실내에선 일반 안경보다 색상이 짙게 보였으나 점차 이런 불편을 보완한 제품이 나오고 있다. 색상 차이가 많이 나지 않으며, 두께가 얇아지고, 실내와 실외에서의 색상 전환이 빠른 렌즈가 나오고 있는 것이다.

변색렌즈 안경을 사용하는 게 나은지, 고굴절렌즈 안경과 선글라스를 사용하는 게 나은지 궁금해하는 부모도 있다. 자녀가 두 가지를 번갈아 가며 사용하는 것을 번거로워 한다면 변색렌즈 안경을 맞춰 주는 게 낫다. 그러나 변색렌즈 안경을 꺼리는 자녀에겐 고굴절렌즈 안경과 선글라스를 사용하도록 장만해 주는 게 낫다.

프리즘 안경

프리즘 안경은 난시 교정용 특수안경이다. 알비니즘 시력으로도 사용 가능한 사람이 있고, 눈이 더 불편하다는 사람도 있다. 부작용이 없을지, 사용 가능한 시력인지에 대해선 안과에서 상담을 받아 본 후에 결정한다.

안경은 몇 살부터 착용하는 게 좋을까

화이트 알비니즘은 유치원에서 초등학교 입학할 무렵인 7세에서 8세가 적당하다. 초등학교 들어가서 해도 너무 늦는 건 아니다.

알비니즘으로 인한 시력은 안경을 제대로 맞추기가 쉽지 않다. 도수가 눈에 맞지 않으면 하루 이틀 지나면서 눈이 아프고 머리도 아파 온다. 불편한지 편한지 제대로 표현할 나이가 되면 어떻게 불편하다고 말하겠지만 너무 어리면 안경을 착용하지 않으려고만 한다. 어른들 생각엔 아이가 안경에 적응되지 않아서 그러는 줄 알고 적응시키기 위해 강제로 안경을 착용하게끔 하기 쉽다. 그러면 적응은 될지 몰라도, 시력에는 오히려 좋지 않은 영향을 끼친다.

화이트 알비니즘은 성인이 된 후에 안경을 맞춰 착용해도 문제 되진 않는다. 오히려 너무 어려서 도수를 제대로 맞추지 못한 채 착용하면 눈이 불편하다. 시력 교정이 어렵기 때문에 안경을 처음 맞출 때가 매우 중요하므로 도수를 비교해 가면서 눈에 가장 잘 맞는 걸 고를 수 있을 때 맞춰야 한다.

옐로우 알비니즘은 두 돌 지나서 안과 진료를 받아 보고 아이가 안경을 감당할 정도면 착용해도 무방하다.

OA는 시력 문제에 있어선 OCA와 별 차이가 없다. 그러므로 시력 상태에 따라 화이트 알비니즘이나 옐로우 알비니즘 상황을 참고하면 된다.

그렇다면 이번에는 안경을 맞출 때 참고할 점에 대해 알아보자. 자신에게 잘 맞는 도수를 찾으려면 안과나 안경원에서 동그란 안경테 같은 것을 끼고 렌즈를 번갈아 가며 측정해 볼 필요가 있다. 그렇게 한 상태로 책이나 신문 읽기, 멀리 보기, 가까이 보기, 걸어 다녀 보기, 밖을 보기, 가능하다면 밖에서 걸어 보기까지 여러 가지 테스트를 거쳐, 그 중 낮게 보이면서 눈이 편한 걸 골라야 한다.

흐릿하고 퍼져 보이는 난시 때문에 선명하게 보이도록 맞추곤 하는데, 선명해도 멀리까지 잘 보이는 것은 아니다. 또한 너무 선명하면 당장은 괜찮지만 며칠 지나면 눈이 더 피로해지며 야외에선 현기증이 난다. 그냥 볼 때보다 안경을 착용했을 때 조금 더 선명하면서 눈이 편한 것이라야 오래 착용해도 무리가 없다.

저시력 보조기구를 사용하지 않고 책이나 신문을 보는 사람은 안경을 맞출 때도 책이나 신문을 보면서 읽기가 편한 걸로 골라야 한다.

안경알에 색상을 넣은 것과 넣지 않은 것, 이 둘은 어떤 차이가 있을까? 색상을 넣으면 눈부심을 보완해 주는 반면 사물 색깔이 실제와 차이가 나며, 넣지 않으면 있는 그대로 보이는 반면 눈부심을 느낀다. 갈색이나 호박색 계열을 연하게 넣으면 실제와 색깔 차이가 거의 없으며 눈부심을 보완해 준다.

나는 초등학교 4학년 때 안경을 처음 맞추었다. 안경원에서 내 시력을 측정하던 안경사가 이렇게 약한 시력은 처음 본다고 했다. 안경 렌즈 여러 개를 비교해 가며 그 중 선명하게 보이는 것으로 했다. 안경을 착용하면 사물이 또렷하게 보이긴 했지만 여전히 가까이서 봐야 제대로 보이고, 책을 읽거나 작은 글씨를 볼 때는 안경 없이 보는 것보다 오히려 더 불편했다. 가까이 대고 보면 눈이 불편하고, 거리를 멀리하면 점이 찍혀 있는 것처럼 보여서 무슨 글자인지 도통 알 수가 없었다. 게다가 하루 이틀만 착용해도 눈이 아파 왔다.

렌즈 재질이 유리인데다, 도수가 높은 탓에 두꺼워서 무거우니까 안경이 콧등 아래로 자꾸 흘러내렸다. 그래서 몇 번 착용하지도 않고 벗어 두었다. 영문을 모르는 선생님과 친구들은 왜 안경을 맞춰 놓고도 쓰지 않느냐며 자꾸만 안경을 착용하라고 권했다. 안경을 착용해도 칠판 글씨를 못 알아본다는 말을 차마 하지 못했다. 식구들에게조차 말하지 못했다. 나중에 엄마와 안과를 다녀온 후에야 안경으로 해결되는 시력이 아니라는 걸 식구들도 알게 되었다.

내 나이 서른 무렵, 안경을 새로 맞추었다. 안경 없이 볼 때보다 좀 더 선명하게 보이면서 눈에 편한 걸로 택했다. 시력 측정을 하던 안경사가 내 시력으로는 보조기구 없이 신문이나 책 읽기가 어려울 거라고 했다. 그러나 난 그 자리에서 직접 신문과 책을 보면서, 가까이 대고 보더라도 안경을 착용하고 글씨를 읽기에 편한 걸로 맞췄다. 이후 20년 넘게 같은 도수를 사용하고, 안경테와 알만 몇 년에 한 번씩 교체하고 있다.

시력이 좋았던 사람이 시력이 떨어질 때는 빨리 안경을 맞추어 착용해야 한다. 그러나 알비니즘으로 인한 시력은 선천적으로 매우 약하며 급격히 나빠지지는 않는다. 안경을 좀 늦게 맞춘다고 해도 시력에 크게 문제 될 건 없다.

4장

알비니즘에 필요한 처방

1. 선글라스 활용하기

알비니즘이 있는 사람은 빛이 너무 강렬하거나 햇빛 아래에선 눈이 부셔서 실눈을 하게 된다. 때론 한쪽 눈을 찡그리게 되는데, 자신도 모르는 사이에 윙크를 하는 셈이다. 이때 선글라스를 착용하면 눈부심을 덜어 준다. 또한 인상을 쓰듯 찡그리는 모습을 남에게 보이지 않아도 되며, 자외선으로부터 눈을 보호하고, 잘 어울리는 사람에겐 스타일 연출의 효과도 있다.

선글라스 착용하는 걸 좋아하고 외출할 때도 알아서 챙기는 아이가 있는 반면, 선글라스 착용하기를 극히 싫어하는 아이도 있다. 아이가 선글라스를 거부하면 강제로 착용하게끔 하지는 말고 외출해서 눈부셔 할 때 사용해 보라. 부모가 먼저 선글라스를 착용하고 아이에게도 착용

시킨다. 아이가 선글라스를 착용한 후 눈이 편하다는 걸 알고 나면, 다음부터는 거부 반응이 덜할 것이다.

선글라스가 눈부심에 도움이 되지만 어려서부터 평소에 늘 습관처럼 착용하면 빛에 더 민감해진다. 눈부심에 적응되지 않았기 때문이다. 그러므로 갑자기 선글라스를 벗으면 눈을 찡그리게 되며, 마치 인상을 쓰는 것처럼 보인다. 성인이 되면 사회생활에서 선글라스 착용을 제한받을 때도 있다. 따라서 어려서부터 평소 어느 정도는 선글라스 없이 눈부심에 적응할 필요가 있다. 자녀가 어릴 때는 선글라스 사용에 대한 부모의 적절한 지도가 필요하다.

선글라스는 자외선 차단을 위하여 UV 코팅 렌즈를 선택하되, 렌즈 색상은 너무 어둡지 않은 중간 정도가 좋다. 눈부심 때문에 짙은 색으로 사용하는 사람도 있지만 가뜩이나 시력이 약한데 렌즈 색이 너무 짙으면 답답하다. 색상은 갈색 계열이 무난하며 눈이 편하다. 녹색 계열은 눈이 시원한 느낌을 주며 눈의 피로를 덜어 준다.

내가 어렸을 때는 주로 맹인들이 선글라스를 착용했다. 눈부심을 덜어 주거나, 자외선 차단을 위한 용도로도 사용한다는 걸 나중에야 알았다. 식구들 중에는 선글라스는 물론이고 안경을 착용하는 사람도 없었기에 선글라스는 내게 무척 낯선 물건이었다. 어려서부터 눈부심에 적응했기에 성인이 된 후에도 선글라스를 사용하지 않았다. 심하게 눈이 부실 때도 불편한 대로 견뎠다.

그런데 나이 오십이 넘어 선글라스를 구입했다. 『알비니즘』원고를 쓰는 도중에 눈병이 발생한 것이다. 안과에 갔더니, 안구건조증이란다. 평소 컴퓨터 사용하는 시간을 조절해서 눈을 무리하지 않는 편인데 원고를 쓰고 다듬고 하는 동안 평소보다 몇 배 더 많은 시간을 할애했었다. 그런 이유 때문인지 아니면 나이 탓인지는 정확히 모르겠다. 안구건조증으로 불편을 겪을 때 하필 결막염까지 걸려 눈이 빛에 더욱 민감하게 반응했다. 야외에선 눈이 부시고 눈물이 나면서 눈을 뜨고 있기가 힘들었고, 컴퓨터를 사용할 때면 눈이 따끔따끔한 증상까지 겹쳐서 모니터를 바라볼 수가 없었다. 가뜩이나 사무실에서 틈날 때마다 짬짬이 원고를 쓰는데 눈이 불편하니 집중하기가 더욱 어려웠다. 눈병을 치료하는 한동안은 선글라스를 착용하고 원고를 썼다.

사실 나는 어려서부터 워낙 눈부심에 적응되어 웬만해선 선글라스를 착용하지 않는다. 선글라스를 착용하면 눈부심을 덜어 주는 효과는 있어도, 색감이 실제와 다르게 보인다. 나는 풍경 사진 찍는 걸 좋아한다. 나들이를 할 때면 걸어가다

『 알비니즘 알비니안 』

가도 어느 순간 구도가 눈에 쏙 들어온다. 그럴 때면 어김없이 카메라 렌즈에 담는다. 선글라스를 착용하면 색감이 달라서 그런지, 그런 아름다운 풍경이나 사진 찍고 싶은 구도가 시야에 덜 잡힌다. 나는 눈부심을 감수하면서 자연 그대로의 아름다운 풍경을 두 눈과 카메라에 담는 쪽을 택한다.

조카 현이와 제주도로 여행을 갔을 때의 일이다. 한번은 선글라스를 착용하고 포즈를 취했더니 잘 어울린다면서 조카가 사진 찍어 줄 때마다, "이모! 얼른 선글라스!" 하고 외쳤다. 쾌청한 날은 눈이 부셔서 본의 아니게 표정을 찡그리는 것처럼 보일 때가 있다. 그래서 사진을 찍으려면 표정에 신경 쓰이게 마련인데 선글라스를 착용하면 그런 염려를 하지 않아도 되니 내심 편했다. 내 선글라스는 사진용이라며 둘이 웃었다.

내 경험상 선글라스를 착용하고 모니터를 보는 것이 눈이 덜 피로하고 눈부심도 덜어 준다. 색감이 중요시되는 일은 선글라스를 착용하고 보는 것이 곤란하지만, 그렇지 않다면 활용해 볼 만하다. 맑은 날 야외에서 사진을 찍을 때에도 선글라스를 착용하면 눈부심으로 찡그리는 듯한 표정을 보완해 준다. 선글라스는 알비니즘이 있는 사람에게 여러모로 유용하다.

2. 저시력 보조기구 활용하기

알비니즘이 있는 사람에게 필요한 저시력 보조기구의 종류에는 망원경, 확대경, 독서확대기 등이 있다.

부모 입장에선 자녀의 불편을 조금이라도 덜어 주고 싶은 마음에 미리 이것저것 구비해 주고 싶겠지만 너무 서두르지 말자. 어려서부터 저시력 보조기구로 읽는 데 적응하면 나중에는 웬만큼 큰 글씨가 아니면 보조기구 없이는 알아보지 못한다. 종류별로 사용 시기를 조절하고 적절히 사용하는 것이 도움이 된다. 멜라닌 색소가 있는 알비니즘은 저시력 보조기구를 사용하지 않아도 될 정도의 시력이 나오는 경우도 있다. 따라서 시력 상태를 봐 가며 필요한 것만 구입하는 게 낫다.

그렇다면 저시력 보조기구의 종류별 적절한 사용 시기에 대해 알아보자.

망원경

망원경은 자주 사용하는 기구는 아니므로 유치원 때부터 사용해도 된다. 박물관이나 전시관 전시물은 유리로 칸막이가 돼 있거나 관람 거리에 제한이 있다. 아주 가까이서 들여다봐야 하는 알비니안의 시력으로는 전시물을 제대로 관람하기가 어렵다. 작은 전시물과 작은 글씨로 되어 있는 설명은 잘 보이지 않는다. 이럴 때 망원경을 사용하면 제대로 관람한다. 거리 조절 등은 스스로 익혀야 하겠지만 말이다. 망원경은 멀리 있는 간판이나 안내판, 그리고 칠판 글씨를 볼 때도 필요하다. 쌍안망원경과 단안망원경이 있으며, 양쪽 눈에 시력 차이가 나는 사람은 단안망원경을 사용하는 것이 낫다.

확대경

알비니즘이 있는 사람이 이용하는 저시력 보조기구 가운데 가장 많이 사용하는 것이 확대경이다. 작은 글씨를 확대해서 볼 때 사용하면 아주 유용하다. 휴대하기 편한 것은 사각이나 막대형 확대경이며, 조명식, 비조명식, 들고 보는 손잡이 확대경, 놓고 보는 확대경, 빛을 모아 보는 집광식 확대경, 스탠드 확대경, 부착 안경형 확대경 등 여러 종류가 있다. 깨알 같이 아주 작은 글씨를 봐야 할 때 잠깐씩 사용하려면 어려서부터 장만해 줘도 된다. 독서나 공부를 할 때 장시간 보려면 초등학교 고학년 때부터가 적당하다.

독서확대기

알비니즘이 있는 사람들은 대개 책을 얼굴에 바짝 대고 보게 된다. 따라서 글씨를 확대하거나 대신 읽어 주는 독서확대기를 사용하면 편리하다. 책상 위에 놓고 보는 탁상용과 휴대가 가능한 휴대용이 있다.

초등학교 저학년 때에 읽는 책은 글씨가 아주 작지는 않다. 알비니즘이 있는 사람들의 시력으로도 독서확대기 없이 읽기가 가능하다. 어려서부터 독서확대기에 의존하여 책을 보면 몇 년 지나선 보조기구 없이는 책을 읽기가 힘들어진다. 눈이 확대된 글자에 적응하기 때문이다. 그러므로 독서확대기는 초등학교 고학년 때부터 적절히 사용하는 편이 낫다. 성장기 아이가 독서확대기를 사용할 때는 바른 자세를 유지하도록 당부하는 것도 잊지 말아야 한다.

저시력 보조기구는 장애인 복지카드로 신청기간 내에 구입하면 제품 가격의 80퍼센트를 정부가 지원한다. 기초생활 수급자, 차상위 계층 저소득 장애인의 경우 본인 부담금의 50퍼센트를 지원, 즉 제품 가격의 90퍼센트까지 지원받는다.

정부에서 지원하는 저시력 보조기구에 관한 정보는 한국정보화진흥원의 정보통신보조기기 홈페이지를 참고하라.

* 지원 범위는 제도가 바뀌면 달라질 수 있다. 지원 대상 제품의 종류도 더 다양해지는 추세다. 그러므로 필요로 할 때 해당 기관에 직접 문의를 하면 더 정확한 정보를 얻을 수 있다.

「 알비니즘 알비니안 」

사람 몸은 편한 것에 쉽게 길들여진다. 그리고 편해질수록 더 편해지고 싶다. 불편함을 덜어 준다고 하다가 자신의 눈으로 볼 수 있던 것조차 보조기구에 의지해야만 한다면 안타까운 일이다. 그러므로 되도록이면 자신의 눈을 최대한 사용하는 게 낫다.

이 점에 대해선 알비니안 가족 사이에서도 의견이 갈린다. '어려서부터 보조기구를 사용하면서 적응해야 한다'와 '비록 얼굴에 가까이 대고 보더라도 자신의 눈으로 볼 수 있을 때까지는 자신의 눈을 사용하는 게 낫다'로 나뉜다. 부모 입장에선 어떻게 하는 게 아이에게 더 도움이 될지 고민될 것이다.

알비니안 가족을 알게 된 지 얼마 되지 않았을 때다. 어느 부모가 저시력 보조기구 사용에 대해서 궁금하다며 홈페이지에 질문을 했다. 비록 가까이 대고 보더라도 자신의 눈을 최대한 사용하고 보조기구 사용 시기를 늦추는 게 낫다는 내 평소 생각을 답변으로 적었다. 이유는 너무 어려서부터 저시력 보조기구를 계속 사용하면 눈이 거기에 적응하기 때문이다.

내 의견에 공감이 간다는 어느 가족이 자신의 아이들 경험담을 들려주었다. 자신에겐 알비니즘이 있는 아들이 둘 있는데, 한 아이는 저시력 보조기구를 사용하지 않으며 자랐고, 한 아이는 어려서부터 보조기구를 사용했다고 한다. 이후, 보조기구를 사용하지 않은 아이는 책을 코에 대다시피 하면서도 자신의 눈으로 책을 읽는 반면, 어려서부터 보조기구를 사용한 아이는 보조기구 없이는 책을 읽으려 하지 않는다고 했다.

나는 오십이 넘도록 아직까진 보조기구에 별로 의존하지 않는다. 몇 년 전 구입한 막대 모양의 확대경은 깨알 같이 아주 작은 글씨를 봐야 할 때 한 번씩 사용했으나, 이제는 스마트폰에 밀려 보관만 한다. 가끔 글씨를 확대해서 봐야 할 땐 스마트폰의 카메라 또는 독서확대기 기능이 있는 앱을 이용한다. 전시물을 관람할 때도 스마트폰 카메라의 화면으로 확대해서 보면 편리하다. 다만, 사진 촬영을 금지하는 곳은 오해의 소지가 있으므로 그냥 대충 보거나, 부득이한 경우 사전에 양해를 구하고 잠시 사용한다.

작은 글씨도 내 눈으로 꾸준히 봐 왔기 때문에 아직은 보조기구 없이 신문이나 책, 휴대전화 메시지 등을 본다. 신문기사처럼 작은 글씨는 안경을 벗고 가까이 보면 더 잘 보인다. 남들이 볼 때는 얼굴에 가까이 대고 보는 내가 답답해 보일지 몰라도, 그렇게라도 내 눈으로 볼 수 있다는 게 어딘가.

아직은 치료할 방법이 없는 저시력으로 살아가야 하는 사람에겐 저시력 보조기구가 많은 도움이 된다. 단, 사용은 하되 눈에 도움이 될 만큼만 활용해야 한다. 지나치게 의존하다가 내 눈으로 보던 것조차 보조기구에 의존해야만 한다면 안타까운 일이다. 저시력 보조기구는 어디까지나 내 눈을 보조해 줄 뿐이지, 내 눈을 대신할 수는 없다.

1970년대 후반, 내가 처음 안과를 갔을 때 의사 선생님에게 들은 말이 기억난다. 내 눈은 현대 의학으로는 아직 치료할 방법이 없고 정상 시력이 나오긴 어렵지만, 시력이 급격하게 나빠지진 않을 거라고 했다. 지나고 보니, 그 말씀이 맞다.

자신의 눈을 최대한 사용하는 게 낫다고 해서 눈을 혹사시켜도 된다는 뜻은 아니다. 필요 이상으로 눈을 혹사시키는 건 시력에 좋지 않은 영향을 준다. 장시간 동안 게임을 하거나, 텔레비전을 밤늦게까지 시청한다거나, 컴퓨터나 독서확대기 모니터를 오래 들여다보거나, 밤을 새워 공부하느라 눈을 혹사시키면 눈이 피로해지는 것은 물론이고 눈부심이 더욱 심해진다. 눈이 침침해지고, 일시적인 시력 저하가 찾아오기도 한다. 이러한 일상이 반복되면 시력이 저하된다.

모니터나 스마트폰 화면은 한 번에 장시간 들여다보지 않도록 주의하고, 잠깐씩 시선을 다른 곳에 두거나 두 눈을 감고 잠시 눈을 쉬게 하는 것이 좋다. 또한 의식적으로라도 한 번씩 눈을 깜박거려 주는 것이 시력 보호에 도움이 된다.

젊은이들 중에는 밤늦게까지 컴퓨터를 하거나 장시간 동안 게임에 몰두하면서, 그렇게 해도 괜찮다고 말하는 사람들이 있다. 그러나 나이를 먹을수록 확연히 차이가 난다. 자신의 눈을 최대한 사용하되 혹사시키지는 말아야, 약한 시력이나마 잘 유지할 수 있다.

3. 피부를 햇빛에 적응시키기

의사로부터 아기가 알비니즘이 있으며 햇빛을 보면 안 된다는 말을 듣고, 집안으로 들어오는 햇빛까지 다 차단하는 가정이 있다. 그런가 하면, 아기가 눈부심으로 눈을 잘 못 뜬다며 햇빛 차단은 물론이고 집안 조명까지 어둡게 해 놓고 생활하는 가정도 있다. 알비니즘이 있으면 피부가 자외선에 약한 건 사실이다. 따라서 자외선에 피부가 장시간 노출되면 화상을 입는다. 그러나 항시 차단해야 될 정도는 아니다. 어렸을 때부터 평소 햇빛에 적당히 적응하는 게 좋다.

피부를 햇빛에 얼마나 오래 노출해도 괜찮은지는 계절에 따라 시간대에 따라 다르다. 자외선차단제를 바르지 않은 채 햇빛에 적응하기 좋은 시간대를 계절별로 정리하면 다음과 같다.

봄

봄에는 오전에 9시 이전과 오후 5시 이후에 15분씩, 점차 적응되면 20분씩 산책이나 가벼운 운동을 하며 햇빛과 친해지자. 자외선이 강한 계절이기 때문에 오전 10시에서 오후 4시 사이에 야외에서 30분 이상 있을 때는 자외선차단제를 발라야 한다.

여름

여름에는 오전 8시 이전과 오후 6시 이후에 햇빛에 15분씩 적응하는 게 좋다. 여름 한낮에는 야외 그늘에 있어도 더운 열기 때문에 피부가 발갛게 익는다. 보통 발갛게 익는다고 하는데, 사실 알비니즘이 있는 사람들은 워낙 흰 피부라서 자외선에 익으면 발갛다기보다 진한 분홍색에 가깝다. 여름 한낮에는 해수욕장이나 야외에 오래 머물지 않는 게 좋다. 열기로 피부 색깔이 발갛게 변했을 때는 시원하게 해 주면 본래대로 돌아온다.

가을

가을은 해가 점차 짧아지고, 아침 9시경에도 때론 선선하다. 오전 10시 이전과 오후 4시 이후 15분씩, 점차 적응되면 20분 정도로 늘린다. '가을 햇볕은 보약'이라는 말도 있다. 햇볕을 쬐는 게 그만큼 우리 몸에 유익하다는 뜻일 게다. 하지만 햇살이 따갑기 때문에 한낮에 30분 이상 야외에 있게 될 때는 피부가 햇빛에 직접 노출되지 않도록 긴소매 옷을 입는 게 좋다.

겨울

겨울에는 햇빛보다 찬바람에 주의해야 한다. 찬바람을 오래 쐬면 실내에 들어왔을 때 얼굴이 붉게 변하고 화끈거리기 때문이다. 따라서 스키장 등 눈 놀이를 갈 때는 얼굴에 자외선차단제 바르기와 보온에 신경 써야 한다.

계절별로 시간대를 정리했다. 그날그날 햇살이 얼마나 강한지, 약한지에 따라 시간을 조금씩 늦추거나 당기면서 조절하길 바란다. 한 번에 30분씩보다는 10분씩 세 차례 혹은 15분씩 두 차례와 같이 나누어 햇빛에 적응하는 것이 피부를 덜 자극하는 방법이다.

외출할 때 자녀에게 자외선차단제를 발라 주고도 모자와 목도리, 선글라스에 마스크까지 꽁꽁 감싸고 햇빛을 차단하는 경우가 있는데, 그건 좀 지나치다. 자외선 차단 용품을 착용하거나, 자외선차단제를 발라 주는 것 가운데 어느 한 가지만 해도 된다. 모자는 햇살 따가운 한낮에는 필요하지만, 아침 저녁으로 선선할 때는 씌우지 않아도 된다.

알비니즘이 있는 사람에게 햇빛이란 완벽하게 차단해야 할 공포의 대상이 아니다. 어려서부터 적절히 햇빛에 적응하면 한낮에도 20분 정도는 자외선차단제를 바르지 않아도 피부에 무리가 없다. 햇빛은 면역력 증강과 정신 건강에도 좋다. 자외선으로부터 피부를 보호해야 하는 건 맞지만 지나치게 차단하는 것은 옳은 방법이 아니다.

알비니안은 햇볕을 오래 쬐지 못하니까 비타민D가 부족할 거라고 생각하는 사람이 많다. 그렇다면 비타민D 영양제를 별도로 섭취해야 할까? 햇빛을 쬐는 시간이 하루 20분 미만으로 적거나, 자외선차단제를 꼼꼼하게 바르고 햇빛을 쬐는 사람은 비타민D 영양제를 섭취할 필요가 있다.

자외선차단제를 바르지 않은 채 피부가 자외선에 장시간 노출되어 발갛게 익고 화끈거릴 때, 우선 집에서 가능한 처방으로는 냉장고에 넣어 둔 알로에나 오이를 썰어서 화끈거리는 피부에 팩을 하면 도움이 된다. 팩을 한 알로에나 오이가 수분이 빠지면 새로운 걸 붙이고, 이렇게 두세 시간 반복하면 효과가 있다. 시중에서 판매하는 알로에겔을 사용하면 편리하다. 화상 정도가 심하다면 피부과 진료를 받아야 한다. 방치하면 물집이 생기고 피부가 한 겹 벗겨지기도 한다.

4. 자외선차단제 적절하게 바르기

자외선차단제는 알비니즘이 있는 사람에게 필수품이다. 멜라닌 색소가 없거나 적어서 자외선이 그대로 피부 속으로 스며들기 때문에, 자외선차단제를 바르지 않은 채 자외선에 장시간 노출되면 피부에 화상을 입는다. 창문을 통해 들어오는 햇빛도 장시간 쬐는 건 좋지 않다. 또한 흐린 날에도 피부는 자외선의 영향을 받는다. 따라서 낮에 야외에서 30분 이상 있게 될 때는 피부가 노출되는 부위에 자외선차단제를 발라야 한다.

알비니즘이 있는 자녀에게 자외선차단제를 발라줄 때 궁금해하는 점은 대략 다음 몇 가지로 요약된다. 첫째, 자외선차단제를 생후 몇 개월부터 발라 줘야 할까? 둘째, 수영장에 갈 때 미리 전신에 자외선차단제를 발라 보냈는데도 등이며 몸이 발갛게 익었는데, 어떻게 발라 줘야 괜찮을까? 셋째, 긴소매 옷을 입힐 때도 발라 줘야 할까? 그렇다면 자외선차단제 사용법에 대해 정리해 보겠다.

생후 6개월 미만은 자외선차단제를 바르기보다 피부가 자외선에 직접 노출되지 않도록 하는 게 낫다. 피부가 아직 햇빛에 적응이 안 된 시기이며, 그렇다고 자외선차단제를 발라 주기에도 이른 감이 있다. 생후 6개월 이후 혹은 첫돌 무렵부터, 야외에 20분 이상 머무른다면 자외선에 노출되는 부위에 미리 자외선차단제를 발라 줘야 한다. 귀에 발라 주는 것도 잊지 말아야 한다.

야외 수영장이나 물놀이를 갈 때는 미리 전신에 자외선차단제를 바르고 들어가고, 물 밖으로 나오면 바로 다시 발라야 한다. 땀을 많이 흘린 직후에도 자외선차단제를 발라야 한다. 물에 쉽게 지워지지 않는 레저용 자외선차단제를 사용하더라도 다시 바르는 게 낫다.

긴소매 옷이라도 의류 소재가 자외선이 통과하는 것이면 먼저 자외선차단제를 발라 줘야 한다. 자외선 차단 효과가 큰 소재의 의류일 때는 자외선차단제를 바르지 않아도 된다.

여름철에 반바지나 짧은 스커트를 입을 때는 무릎 위쪽 허벅다리에도 자외선차단제를 발라야 한다. 무릎 아래는 자외선에 비교적 강하기 때문에 바르지 않아도 된다. 다만, 평소 하의를 길게 입는 사람이 한여름에 어쩌다 한번 짧게 입고 야외에 몇 시간 있을 경우, 다리도 발갛게 익기 때문에 자외선차단제를 발라야 한다.

우리 몸에서 다리는 햇빛을 쬐기에 비교적 부담이 적다. 그러므로 무릎 아래는 자외선차단제를 바르지 말고 적절하게 햇빛을 쬐는 게 좋다. 나는 평소 무릎 길이의 스커트를 자주 입는데 다리에 자외선차단제를 단 한 번도 바른 적이 없다. 그래도 다리가 자외선에 발갛게 익은 적은 없다.

자외선 차단 의류·모자·마스크·토시 등 다양한 종류의 자외선 차단 제품이 있으니 활용하면 도움이 될 것이다. 첫돌 전 아기에게는 자외선차단제보다 이런 용품을 활용하는 게 낫다. 모자 챙이 넓으면 귀와 목에도 그늘을 만들어 주기 때문에 유용하다.

실내 온도가 높을 때 컴퓨터를 장시간 사용하면 모니터에서 나오는 열기도 상당하다. 알비니즘이 있는 사람들은 시력이 약하다 보니 모니터를 얼굴에 바짝 대고 들여다보게 된다. 이 때문에 장시간 사용하면 얼굴이 건조해지고 화끈거린다. 따라서 컴퓨터를 장시간 사용할 때는 얼굴과 목에 자외선차단제를 발라야 하는 건 물론이고, 입술에도 발라야 한다. 입술에 자외선차단제를 바르는 게 내키지 않는다면, 자외선 차단 기능이 포함된 입술 보호 제품을 사용해도 좋다. 모니터 열기가 덜한 제품을 사용하는 것도 한 방법이다.

자외선차단제는 외출하기 30분 전에 바르는 것이 효과적이며, 기초화장을 하지 않는 사람은 보습로션을 바른 후에 자외선차단제를 바른다. 야외에서 장시간 머무를 때는 날씨 상황 봐 가며 중간에 한 번씩 덧발라야 한다. 그러나 너무 자주 덧바르는 것은 좋지 않다. 피부에 자극을 주기 때문이다.

그렇다면 어떤 종류의 자외선차단제가 좋을까? 외출하기 전에 처음 바를 때는 크림 타입(혹은 로션)을 바르고 야외에서 덧바를 땐 스프레이나 스틱 타입이 편하다. 스프레이 타입은 화장한 얼굴에 덧발라야 할 땐 편리하나, 분사할 때 눈이나 코로 들어가지 않게 하고, 흡입하지 않도록 주의해야 한다. 아이들에게는 크림이나 로션 타입을 추천하며, 스틱 타입은 연령대에 상관없이 사용한다.

어릴 때는 자외선차단 지수가 너무 높지 않은 제품이 좋다. SPF20~30, PA++이 무난하다. SPF1이 10분에서 15분이라고 하니, SPF30이면 자외선 차단 효과가 5시간에서 7시간 반 정도 지속되는 셈이다. 성인은 SPF30~50, PA+++가 무난하다.

자외선차단제를 사용한 후에는 잘 닦아 내는 것이 중요하다. 자외선차단제 전용 클렌징오일이나 클렌징크림 등으로 자외선차단제 발랐던 부위를 꼼꼼히 닦아 준 후 씻어 내야 말끔히 지워진다. 목이나 앞가슴, 팔꿈치 안쪽을 잘 닦아 내지 않은 채 자외선차단제를 계속 사용할 경우, 피부가 자극을 받는다.

내가 자외선차단제를 사용하기 시작한 건 삼십 대 후반부터다. 어렸을 때는 자외선차단제가 있는 줄도 몰랐다. 그래서 통통한 두 볼이 잘 익은 사과처럼 항시 볼그레하게 물들어서 다녔다. 어렸을 때 나를 본 사람들이 기억하기를, 수줍음이 많던 아이로 알고 있다. 피부가 자외선에 그대로 노출되어 발갛게 익은 얼굴에다 당시엔 울퉁불퉁 비포장도로라서 일일이 발끝을 보고 걸었는데, 그 모습이 수줍음을 많이 타는 아이로 보였나 보다.

자외선차단제는 자외선으로부터 피부를 보호하기 위해 필요하지만, 잠시라도 자외선에 노출하지 않으려고 과도하게 사용하다 보면 피부는 자외선에 더 취약해진다. 또한 비타민D 결핍을 초래한다. 따라서 알비니즘이 있는 사람들에게 자외선차단제가 필수품이지만, 과용은 금물이다. 필요할 때만 적절히 사용하는 지혜가 필요하다.

5. 염색하기, 밝은색 머리로 두기

화이트 알비니즘이나 옐로우 알비니즘은 머리 색깔이 밝아서 사람들 눈에 쉽게 띈다. 너무 튀는 게 부담스럽다면, 염색을 하면 된다.

화이트 알비니즘은 모발을 검은색으로 염색하면 흰 피부와 대조되어 얼굴이 더 하얗게 보이므로 영 어색하다. 게다가 정수리 부분에 새로 올라오는 하얀 머리카락이 더 두드러져 보인다. 따라서 너무 짙은 색보다는 밝은 갈색 계열이 무난하다. 얼굴이 작고 윤곽이 또렷하다면 올리브 브라운이나 카키 브라운 계열도 잘 어울린다. 화이트 알비니즘의 하얀 모발은 착색도 그대로 잘된다. 멜라닌 색소가 있는 알비니즘은 금발이거나 밝은 갈색 머리라서 본래 색깔도 예쁜데, 더 짙은 색으로 하고 싶다면 가능하다. 본래 색깔이 있기 때문에 화이트 알비니즘보다 착색은 덜될 수도 있다.

염색약의 부작용을 염려해서 천연염료로 된 염색약을 사용하는 사람도 있다. 부작용이 염려된다면 헤어 매니큐어를 권한다. 헤어 매니큐어는 한 달에 두 번 정도로 자주 해도 머릿결의 손상이 거의 없다.

머리를 염색할 때 신경 써야 할 부분이 눈썹이다. 머리카락만 염색하고 눈썹을 그대로 두면 영 어색하므로 머리카락과 같은 계열의 색으로 하는 게 좋다. 눈썹을 염색하는 경우도 있는데, 그것은 권하고 싶지 않다. 눈썹과 아이라인을 그리거나 반영구화장 시술을 받는 편이 낫다. 속눈썹은 마스카라를 사용하는 사람도 있다. 매일 해야 하는 마스카라가 번거롭다면 속눈썹을 심는 방법도 있다. 아이라인이나 속눈썹에 색상을 주면 눈매가 한층 또렷해 보인다.

알비니즘이 있는 아이와 외출할 때면 동행하는 사람이 더 많은 불편을 겪게 된다. 시선을 받는 것은 물론이고 질문 공세까지 받기 때문이다. 하지만 이런저런 불편을 감수하더라도 어릴 때는 본래의 밝은색 머리로 두는 게 아이에게 도움이 된다. 염색약의 부작용을 염려하지 않아도 될 뿐더러 아이의 밝은색 머리가 운전자들로부터 아이를 보호해 주는 보호색의 역할도 하기 때문이다. 눈에 잘 띄는 덕분에 자전거나 오토바이 자동차 운전자들이 멀리서도 아이가 있다는 걸 재빨리 알아차리게 된다.

대신, 아이가 염색을 원한다면 염색을 해 주라. 그래야 아이가 스트레스를 덜 받는다. 부모에게 설명하지는 않더라도 분명히 염색을 원하는 이유가 있을 것이다. 반면 아이는 염색을 원치 않는데 부모가 남의 시선을 의식해서 염색을 해 주는 경우, 아이에게는 염색하는 것이 큰 스트레스가 된다. 또한 머리카락이 금세 자라기 때문에 한번 염색을 시작하면 보통 2주에 한 번 꼴로 자주 해야 하는 번거로움이 있다.

어린 자녀에게 염색해 줘야 하나 말아야 하나 고민한다면, 자녀가 스스로 결정할 만큼 성장할 때까지는 염색하지 말고 본래 머리로 두라고 말하고 싶다.

염색을 하거나 또는 염색 머리를 본래 머리로 하는 것이 별것 아닌 듯해도, 알비니즘이 있는 사람들은 머리 색깔을 바꿀 때 큰 용기가 필요하다.

나는 연한 노란빛이 도는 하얀 색깔의 내 본래 머리를 좋아했으며 염색에 대해 관심조차 없었다. 그래서 언제나 내 머리 색깔을 고수할 거라고 생각했다. 그러나 마흔 무렵 머리카락에 색깔을 입혔다. 흰 피부에 통통한 얼굴이라서 동안이라는 말을 줄곧 들었는데, 마흔 즈음 얼굴 살이 갑자기 빠지면서 수척해 보이는데다 머리 색깔이 희니까 나이보다 열 살은 더 들어 보였다.

머리 색깔을 좀 달리해 보면 어떨까 하는 마음에, 파마를 하러 갔을 때 처음으로 색깔을 조금 넣어 달라고 부탁했다. 달라진 내 모습이 상상이 되지 않아서 과연 잘 어울릴까 궁금하기도 했고, 더 이상한 모습이면 어쩌나 하고 한편으론 긴장도 됐다. 늘 가던 미용실이라 실장님이 내 스타일과 머리카락 성질에 대해 잘 알았고, 색상 감각이 좋은 분이라서 내게 잘 어울릴 것 같은 색으로 코팅해 주었다. 하얀 머리카락에 그대로 착색이 잘 되었고, 오렌지색 파마 머리가 됐다. 주변 사람이나 낯선 사람까지도 내게 잘 어울린다고 했다. 심지어 마흔 넘은 나이에 바비인형 같다는 말까지 들었는데, 그건 순전히 오렌지색 헤어스타일 덕분이다.

몇 년간 오렌지색으로 하다가 이후로는 밝은 갈색 계열의 헤어 매니큐어 제품으로 집에서 내가 직접 한다.

머리를 염색한 이후로 눈썹도 반영구화장으로 시술받았었다. 겉눈썹과 아이라인을 반영구화장으로 시술받으면 보통 1~2년 유지된다. 눈썹 그리는 연필로 그려 주기만 했을 때는 세안하면 다 지워지지만, 시술을 받으면 세안 후에도 지워지지 않아서 좋다. 시간이 지나면서 자연스럽게 색깔이 옅어지니까 연필로 살짝 덧그려 주기만 하면 된다. 시나브로 색상이 옅어지다가 3년 정도 되면 사라진다. 영구적이지 않아서 오히려 부담스럽지 않다. 또다시 하면서 눈썹 모양에 변화를 주는 것도 가능하다.

소꿉친구 순희는 내 본래 하얀 머리가 예뻤다며 물들이지 말고 그대로 두라고 권한다. 언젠가 그렇게 할지도 모르지만, 글쎄다. 이젠 본래의 머리 색깔로 돌아가기에는 처음 염색할 때보다 더 큰 용기가 필요하다. 더구나 자연스럽게 본래 머리 색깔로 돌아가려면 머리카락이 자라는 몇 달이 걸린다. 본래 머리로 하기가 쉽지 않은 이유 중 하나다.

5장
알비니즘을 적응하는 과정

1. 왜 그런지 묻거든 웃으며 대답하자

"아기 머리 색깔이 왜 그래요?"

"어머! 애기를 벌써 염색했어요?"

"아빠(혹은 엄마)가 외국인인가요?"

"아기 가졌을 때 뭘 잘못 먹었나요?"

"다른 형제들도 그런가요?"

"언제부터 그랬나요?"

알비니즘이 있는 자녀를 데리고 외출하면 낯선 사람들로부터 시선을 받게 되는 건 물론이거니와 호기심 많은 사람들에게서 이런 질문을 받는다. 성인이 되면 덜해지지만, 어릴 때는 호기심의 대상이 되기 쉽다.

아직 적응이 되지 않은 부모는 얼른 그 자리를 벗어나고만 싶을 것이다. 그런 상황을 몇 번 겪고 나면 아이를 데리고 외출하는 일이 두려워지기도 한다.

하지만 여기서 주눅들어서는 안 된다. 물어보는 상대가 어떤 악의가 있어서 그러는 게 아니라, 지나치게 솔직하고 호기심이 많아서 그럴 것이다. 따라서 나름대로 현명하게 대답할 말을 준비해 다니면 난처해하지 않고 그 상황을 잘 넘기게 된다.

"우리 아이가 선천적으로 멜라닌 색소가 없어서(혹은 적어서) 그래요."

라고 담담하게 대답해 준다. 또다시

"멜라닌 색소가 무엇인가요?"

하고 물어오면,

"검은색을 만들어 주는 색소예요."

정도로만 설명해도 된다. 물론 대답해 주고 싶지 않을 때는 그냥 지나쳐도 된다. 낯선 사람이 질문할 때마다 어떻게 해야 할지 몰라 난처해하거나 스트레스받지 말고, 웃는 얼굴로 대답해 주자.

부모가 당황하면서 대답을 피하려 하거나 언짢아하는 기색을 비치면, 질문했던 사람은 머쓱해지고 호기심이 더 생긴다. 아이도 뭔가 이상하다는 것을 감지한다. 속으로 '내가 이상한가?' 혹은 '부모가 나를 창피하게 생각하나?' 이렇게 느끼며 부모 눈치를 살피고 소심해진다. 성장해서도 매사에 상대의 반응에 따라 감정 변화가 심한 사람이 될 수도 있다. 반면 부모가 아무렇지 않게 대답해 주고 아이에게도 자연스럽게 대하면 아이도 그런 상황을 대수롭지 않게 여긴다.

사람들이 아이에 대해 궁금해서 물어 볼 때, 당황하지 말고 자연스럽게 대답해 주다 보면, 나중에는 대답할 말도 다양해진다. 재치 있는 답변을 하면 질문했던 사람도 덜 무안할 것이다. 알비니즘에 대해 제대로 아는 사람이 많아질수록, 사람들 의식 수준이 높아질수록 부모가 낯선 사람들로부터 질문 공세를 받는 빈도는 줄어들 것이다. 이미 1960~1970년대에 비하면 사오십 년이 지난 지금은 하늘과 땅 차이다.

내가 자라던 1960년대는 주변에 알비니즘에 대해 아는 사람이 없었다. 부모님은 사람들에게 폭풍 질문 세례를 당했으며 별의별 소리를 다 들었다. 그럼에도 불구하고 단 한 번도 나를 창피하게 여기지 않았다. 사람들이 별별 소리를 해대도 언짢은 기색을 비치지 않았으며, 마음속에 담아 두지 않았다.
내 머리 색깔이 왜 그런지 물어 오면, 그때마다 부모님은 담담하게 본래 그렇다고 대답해 주었다. 때론 대답할 가치조차 없다고 생각되면 잠자코 듣고만 있었다. 어떤 사이인지 궁금해하면 언제나 떳떳하게 우리 막내딸이라고 소개했다. 부모님은 정확한 원인을 몰랐으면서도 어떻게 키워야 할지를 터득하셨던 분들이다.

2. 내가 너~무 예쁘니까 자꾸 바라보네

  부모는 알비니즘이 있는 자녀가 낯선 사람들의 호기심 어린 시선에 상처를 받을까 봐 전전긍긍한다. 그러나 워낙 시력이 약하면 낯선 사람들 시선을 신경 쓸 겨를이 없다. 내 앞을 살피기도 벅차다. 아주 가까이 와서 보는 경우가 아니면 모르고 지나치기 일쑤다.

  하지만 시력이 좀 나은 편이며 소심하고 상처를 잘 받는 사람이라면, 낯선 사람의 호기심 어린 시선이 매우 부담스럽고 불쾌감을 느낄 것이다. 따라서 낯선 사람들의 시선에도 담담할 수 있는 배짱을 키워야 한다.

  나는 머리 색깔을 갈색 계열로 염색한 이후로는 낯선 시선이 거의 느껴지지 않는다. 시력이 워낙 약해서 미처 남의 시선에 신경 쓸 겨를이 없음에도 불구하고 어려서는 정말 엄청난 시선을 감당해야 했다. 옛날에는 사람들이 바라만 보는 게 아니라 가까이 다가와 만져 보려고 하고, 이것저것 물어보며 신기해했다. 부모님과 나들이를 할 때면 구경꾼이 벌떼처럼 몰려들었고, 걸어가면 어디서 그렇게 나타나는지 순식간에 새까맣게 무리 지어 내 뒤를 따라왔다.

어린애가 하얀 머리와 유달리 흰 피부여서 눈에 확 띄다 보니 시선을 더 받을 수도 있다는 점을 나는 어려서부터 터득하고 받아들였다. 나도 다른 사람의 모습이 튀어 보인다면 한 번 더 쳐다보겠거니 하고 생각하니, 남들의 시선에 너그러울 수 있었다. 그래서 남의 시선에 딱히 상처받지 않았다. 주위 시선에 상처받지 않는 나만의 비법을 공개한다.

첫째, 낯선 사람들의 호기심 어린 시선을 받으면 내 마음대로 해석한다. '그래. 나처럼 예쁜 사람을 어디서 또 보겠어!' 또는 '내가 너~무 예쁘니까 다들 시선을 못 떼는군!'과 같이 생각한다.

둘째, 적당히 무시한다. 이상하다며 자꾸 쳐다보는 시선은 그냥 무시한다. 뒤에서 수군거리는 소리는 아예 듣지도 않는다. 그래서인지 뒤에서 들려오는 소리에는 둔감한 편이다.

셋째, 시선을 피하지 않고 마주 본다. 나는 시력이 워낙 약하다 보니 멀리서 사람들이 보는 건 신경 쓰일 것도 없다. 그런데 가까이서 한참 동안 빤히 바라보는 사람을 대할 때면 '저러고 싶을까?' 하는 마음으로 같이 빤히 본다. 그러면 상대가 먼저 시선을 돌린다. 상대의 눈빛이 잘 보이지 않으니 내가 불편할 건 없다. 힐끗 보다가 나하고 시선이 마주치면 고개를 돌리고, 또다시 이렇게 힐끗힐끗 보는 사람도 있다. 그럴 때도 내가 먼저 시선을 피하지 않으면 더 이상 힐끗거리지 않는다.

수원에 있는 경기도 문화의 전당(당시 경기도 문화예술회관)에 공연을 보러 갔을 때의 일이다. 나는 일찌감치 도착했기에 공연장 문이 열리자마자 들어가 객석에서 여유롭게 앉아 있었다. 공연 시간이 가까워질수록 점점 더 많은 사람들이 들어와 자기 자리를 찾느라 부산스러웠다. 내 바로 뒷줄에는 중년 여자 일행이 자리해서 수다를 떠는 게 자연스레 귀에 들어왔다.

"잘 보이겠다."

"번호 잘 골랐네!"

"여기가 비싼 좌석이래!'

그 부산스러움과 소란스러운 틈에 내 뒤통수에 뭔가가 감지된다. 실수로 스친 것과 일부러 건드린 건 느낌이 다르다. 뒤를 돌아보니, 잘 차려입은 중년 여인이 재빨리 손을 거두고 있었다.

"지금 뭐 하시는 거예요?"

그러자 그 여인이,

"머리가 하도 예뻐서……."

하며 말꼬리를 내렸다.

"머리가 예쁘면 눈으로 보면 되지, 왜 남의 머리카락은 당기고 그러세요? 아줌마 머리도 그렇게 한번 당겨 볼까요?"

그랬더니 아무 말도 하지 않는다. 수다를 떨던 그 일행도 조용해졌다.

내가 본래 머리로 다닐 때라서 연한 노란빛이 도는 하얀 머리에 웨이브 있는 파마를 한 상태였다. 웨이브 때문에 볼륨이 있으니 뒤에서 살짝 건드리면 모를 줄 알았나 보다. 자리를 찾느라 실수로 건드렸다면 나도 모른 척했을 것이고, 가발이냐고 물어봤다면 아니라고 대답해 줬을 것이다. 그런데 아무말 없이 남의 뒤통수에 대고 한 행동이라 매우 불쾌해서 한마디 던졌다. 몇 분 후에 곧 공연이 시작되었고, 난 좀 전의 일을 잊은 채 공연 관람에 몰입했다.

"남한테 당하는 망신은 일시적이지만, 자신의 처신이나 자신이 소유한 걸 망신스럽게 여기기 시작하면 한이 없는 법이다." 박완서의 소설 『미망』에 나오는 한 구절이다. 알비니즘이 있는 사람들이 마음에 새겨 두면 좋을 글귀다. 어차피 알비니즘을 가지고 태어난 이상, 남의 시선쯤은 감당해 내야 한다. 평생을 알비니안으로 살아야 하는데 스스로를 창피하게 여기면 끝도 없다. 주위 시선을 받는다고 해서 그때마다 상처를 받는다면 상처투성이가 될 것이고 견뎌 내기 힘들다. 남한테 받는 시선은 일시적이다. 성인이 되면 알비니즘 때문에 시선을 받는 일은 드물어진다. 스스로 담대함을 길러야 한다. 그래야 사람들과 어울려 살아가기가 수월하다.

3. 따돌리면 따로 놀아도 돼

　자녀가 알비니즘을 가지고 태어나면 학교 다닐 때 외모 때문에 따돌림을 당하진 않을까 미리부터 염려한다. 그런가 하면, 학교생활에 대해 별 말이 없거나 친구들에 대한 이야기가 없으면 혹시 지금 따돌림을 당하고 있는 건 아닌가 하고 걱정한다. 부모는 사랑스런 자녀가 친구들에게 따돌림을 당하면 이루 말할 수 없이 속상하다. 늘 미안한 마음이 한 구석에 자리하는데, 알비니즘 때문에 따돌림까지 당한다면 더 미안하고 가슴 아파하게 된다.

　아이가 이런저런 이야기를 다 털어놓는다면 학교에서 어떤 일이 벌어지고 있는지 알기 쉽지만, 부모가 걱정할까 봐 좋지 않은 일은 말하지 않을 것이다. 그러니 부모 입장에선 아이가 친구들과 잘 지낸다고 해도 걱정되기 마련이다. 재학생 시절에는 내색하지 않다가 졸업하고 몇 년이 흘러 지난 이야기를 해서 가족들이 뒤늦게 알게 되기도 한다.

　아이가 따돌림을 당하지 않을까 염려된다면 아래 몇 가지 사항을 참고해서 예방해 나가도록 하자.

첫째, 자존감을 높여 준다. 다른 사람들과 피부색, 머리카락 색깔만 다를 뿐, 부모에게는 특별하고 소중한 아이라는 걸 어려서부터 인식시켜 준다. 자존감이 높은 아이는 따돌림을 당하더라도 거기에 연연하지 않는다. 자신만의 방법을 찾거나, 혼자서도 잘 지내기 때문에 따돌림 따위에 신경 쓰지 않는다.

둘째, 담임 선생님과 가끔 연락하며 아이의 학교생활을 파악해 둔다. 물론 담임 선생님에게 상담하기 전에 부모가 자녀의 친구 관계를 잘 살펴보는 것이 우선이다. 무난하다면 크게 걱정할 것 없고, 담임 선생님에게도 자주 연락하지 않아도 된다. 하지만 뭔가 숨기는 게 있는 것 같다거나 표정이 밝지 않다면 담임 선생님과 상담하는 게 좋다. 선생님이 미처 모르고 있었더라도 학부모 말을 듣고 나서 더 관심 있게 살펴봐 줄 것이다.

셋째, 자녀의 취미나 특기를 찾아서 살려 주고, 반에서 필요한 아이가 되도록 한다. 취미나 특기가 있다면 같은 걸 하는 친구들과 어울리기가 좀 더 수월하다. 또한 학급에서 필요로 하는 학생이라면 쉽게 따돌림 당하진 않는다.

넷째, 집에서 가까운 곳에 같은 반 아이가 있는지 알아보고, 서로 친하게 지내며 어울릴 수 있도록 기회를 만들어 준다. 가능하다면 이 아이들의 부모들과도 친하게 지내도록 한다. 부모들이 서로 친하게 지내면 아이들도 자연스레 어울리게 된다. 그러다 보면 자녀에 대해서도 더 잘 알게 된다. 부모가 자식을 가장 잘 아는 것 같아도, 내 자식 근황을 남이 더 잘 알 때도 있는 법이다.

알비니즘이 있어도 개의치 않고 친구들과 잘 어울리는 학생
이 있는가 하면, 어울리지 못하고 혼자 조용히 지내거나, 괴
롭힘을 당하면서도 내색하지 않는 학생도 있다. 어떤 이유건
따돌림을 당하는 건 당사자에게 매우 괴로우며 고통스러울
것이다.

재학생 시절뿐만 아니라 성인이 되어서도 직장이나 어느 집
단에서든 따돌림이 행해질 수 있다. 그런 분위기라면 따돌림
을 주도하는 사람과 적당한 거리는 두는 것도 하나의 방법이
다. 따돌림을 주도하는 사람과 어울리다 보면 누군가를 따돌
리는 데 어쩔 수 없이 동조하게 되거나, 주도자 눈에 거슬렸
을 때 따돌림을 당하게 된다. 아예 그 무리에 끼지 말고 따돌
리면 따로 놀아도 된다는 마음으로 혼자서도 잘 지내면 따돌
림을 행한 사람들의 행위가 오히려 무의미해진다.

4. 입학과 새 학기에 담임에게 부탁할 사항

알비니즘이 있는 자녀를 어린이집이나 유치원에 보낼 때면 낯선 환경에 잘 적응할지, 다른 아이들과 잘 어울려 지낼지 걱정이 앞선다. 하루에 몇 시간씩이지만 가족과 떼어 놓는다는 게 마음 놓이지 않는다. 그러나 막상 보내고 보니 나름대로 잘 적응해서 마음 놓였다가, 초등학교에 갈 즈음이 되면 또다시 걱정이 많아진다.

선생님께 미리 어떤 부탁을 드려야 아이에게도 선생님께도 도움이 될지 고민되기 마련이다. 편지에 자녀에 대한 소개를 간략히 담고 아이에 대해 부탁드릴 사항을 적어서 입학식 때나 새 학기 첫날 담임 선생님께 전해 드리는 것이 좋다. 편지에는 대략 다음과 같은 내용이 들어가도록 쓰면 된다.

- 아이에게 멜라닌 색소 결핍인 알비니즘이 있다는 점
- 선천적으로 시력이 매우 약하며, 안경을 착용해도 칠판 글씨를 못 알아본다는 점
- 눈부심이 심해서 햇빛이 들어오는 쪽에 앉으면 눈이 불편하다는 점

- 망원경이나 확대기 등 저시력 보조기구를 사용하기도 한다는 점
- 좀 멀리 떨어진 거리에선 사람들 얼굴을 제대로 못 알아보기 때문에 선생님을 보고도 인사를 하지 않더라도 이해해 달라는 당부
- 피부가 자외선에 약하며, 1시간 이상 야외 활동할 때는 미리 자외선 차단제를 발라야 한다는 점
- 체육 시간이나 야외 활동은 어려울 수도 있으니 양해해 달라는 당부
- 아이가 학급에서 할 만한 일이 있다면 맡겨도 된다는 당부

위의 내용은 어디까지나 참고 사항이며 너무 염려하지 않아도 될 점들도 있다. 체육 시간에 자신이 할 만한 종목이면 친구들과 어울려 할 것이며, 야외 활동도 참여하기를 원하는 학생도 있을 것이다.

자녀를 어떤 방식으로 키울 것인가, 학교생활에 어떻게 적응시킬 것인가는 부모에게 달렸다. 자녀가 다른 아이들과 다름없이 자라기를 바란다면 너무 보호하려고만 하지 말고, 때로는 불편하더라도 다른 친구들과 다를 바 없이 생활하도록 해야 나중에 커서도 사회생활에 더 잘 적응한다.

부모님은 나의 초등학교(당시 국민학교) 취학통지서를 받고 잠시 고민했다. 학교 가서 놀림을 당하진 않을까, 학교 안 가

겠다고 하면 어쩌나 하는 염려를 했다. 내가 학교를 다니겠다고 하자, 입학하기 전에 부모님은 먼저 학교에 찾아가서 선생님들에게 부탁을 했고, 선생님들은 각기 맡은 학년 교실에 가서 학생들에게 주의를 시키며 당부를 했다. 입학생 중에 머리 하얀 학생이 있는데, 놀리지 말고 잘 대해 주라며, 그 학생 부모님이 찾아와 신신당부했다는 말까지 덧붙였다고 한다.

그 덕분에 나는 입학해서 졸업할 때까지 별 불편 없이 다녔다. 내가 없는 데서 말할 땐 이름 대신 별명을 부르기도 했겠지만, 적어도 내 앞에서 대놓고 놀리는 일은 없었다. 학교의 모든 선생님들이 나를 알았고 잘 배려해 주셨다.

당시엔 부모님도 알비니즘에 대해 몰랐고 어떤 걸 주의해야 하는지도 몰랐기에, 아마 하얀 머리 때문에 놀림을 받을까 봐, 그게 가장 큰 염려였던 것 같다.

5. 학교생활의 어제와 오늘

'학교생활에 잘 적응할까?'

'시력이 약한데 수업을 잘 따라갈까?'

'잘 보이지 않는데 야외 활동을 할 수 있을까?'

'선생님께서 잘 이해해 주실까?'

'혹시나 놀림을 받지는 않을까?'

'따돌림을 당하진 않을까?'

알비니즘이 있는 자녀가 취학을 앞두고 있으면 부모는 이 같은 고민을 한다. 이런 고민은 옛날에도 했고, 현재도 계속해서 이어지고 있다. 지금 이 순간에도 어디에선가 알비니안이 태어나고 있을지 모르기에, 앞으로도 같은 고민을 할 부모가 있을 것이다.

어린이집과 유치원을 보낼 때도 걱정이 앞서지만, 초등학교 보낼 때가 가장 긴장되고 걱정되고 고민이 많기 마련이다. 중·고등학교 보낼 때도 새로운 환경에 잘 적응할는지 걱정되지만, 아이가 이미 학교생활을 경험했기에 염려가 덜 된다. 대학교에 갈 때쯤이면 스스로 알아서 할 만큼 성장했다.

2000년대 초, 한국 알비니즘 홈페이지에 알비니즘이 있는 학생들의 학교생활에 대한 자료를 만들자고 건의한 바 있다. 홈페이지 게시판에다 초·중·고·대학생과 학부모가 학교생활 전반에 걸쳐 각자 경험담을 나누고 정보를 공유하면 알비니즘이 있는 학생의 학교생활 역사를 만들어 가게 될 것이며, 학교생활에 대해 궁금해하는 후배 가족에게 귀한 자료가 되리라 여겼다.

그러나 아쉽게도 이뤄지지 않았다. 재학생과 학부모가 적극적으로 참여를 해야 가능한 일인데, 재학생 참여가 적고 부모들도 다른 가족 이야기에는 관심을 가지면서도 자신의 이야기를 허심탄회하게 털어놓는 경우가 드물다 보니 쉽지 않았다. 이젠 그런 건의가 있었던 사실조차 모르는 새로운 가족이 대다수이다.

2000년대 초반, 외국 자료를 보면서 알비니즘이 있는 학생의 학교생활과 교육 환경이 우리나라와 다른 점이 있다는 걸 알았다. 시각 장애가 있는 학생이 편리하도록 배려한 제도가 있다는 것도 알았다. 이를 통해 그 나라의 문화와 교육 환경에 따라 아이들의 학교생활과 교육 여건이 다를 수 있음을 알게 되었다.

우리나라도 1970년대와 2010년대 학교생활을 비교해 보면 여러 면에서 다르다. 시각 장애가 있는 학생을 위한 혜택이나 편의시설도 늘었으며, 새로운 복지제도도 생겼다. 그렇다면 알비니즘이 있는 학생들이 겪는 학교생활의 어제와 오늘을 알아보자.

시험지

1970년대만 해도 선생님이 시험 문제를 작성해서 등사판에 긁어 인쇄한 프린트 시험지로 볼 때가 많았다. 글씨체가 크고 반듯한 선생님의 시험지는 보기가 나았지만, 글씨체가 작으면서 흘려 쓴 선생님의 시험지는 글씨를 알아보기 어려웠다. 인쇄가 흐릿하게 되어 있기라도 하면 한참을 들여다보며 앞뒤 글자를 꿰맞추어 문제를 유추해서 풀기도 했다. 그래도 불평 없이 했다.

학교를 졸업하고 몇 년이 지나서 그때 시험지를 다시 보니 흐릿하고 글씨가 잘 보이지 않아서 읽기가 매우 불편했다. 그 사이 시력이 더 나빠진 건 아니고, 학생일 때는 그 정도의 글씨를 늘 봤기에 눈에 익숙한 데다, 시험 문제를 풀기 위해 집중했기에 읽기 가능했던 것이다.

이제는 알비니즘이 있는 학생뿐 아니라 저시력인 학생은 글자가 확대된 시험지를 받아 볼 수 있다. 특수학교는 물론이고, 일반 학교에 다니는 저시력인 학생도 신청이 가능하다. 시각 장애인 등록을 하면 수능시험을 볼 때도 확대시험지는 물론, 수험 시간을 더 배정받는다.

자외선차단제

내가 어릴 때는 자외선차단제를 모르고 살았다. 얼굴과 목, 팔이 햇빛에 발갛게 물들어도 예사로 여겼다. 소풍이나 운동회처럼 종일 야외에 있어야 하는 날이면 햇빛에 노출된 얼굴과 목과 팔이 밤새 화끈거려 고생했다. 여름철에는 피부에 물집이 잡히며 한 겹 벗겨지는 일도 여러 차례 겪었다.

이제는 학교 다닐 때는 물론이고 아기 때부터 자외선차단제를 철저히 챙겨 발라 준다. 야외 활동은 예전에 비해 적은 편이다. 따라서 피부가 자외선에 화상을 입어 발갛게 물든 채 다니는 일은 드물다. 본인이 자외선차단제를 바르기 싫어하거나 제대로 바르지 않아서 화상을 입기는 하지만, 크게 염려할 정도는 아니다.

교실 환경

예전엔 책상이 교실을 꽉 채울 정도로 빼곡하고 나란히 줄을 맞추어서 앉았기에, 반에서 키가 큰 편이면 뒤쪽에 앉아야 했다. 시력이 약한 학생은 부모님이 선생님에게 부탁을 하거나, 선생님이 배려를 하면 맨 앞자리에 앉을 수 있었다. 나는 부모님이 앞자리를 부탁한 적은 없고, 선생님들이 앞자리에 앉도록 배려해 주었다. 때로는 내가 일부러 중간쯤에 가서 앉았다. 어차피 맨 앞자리에 앉아서도 칠판 글씨를 못 알아보니까 어디에 앉아도 상관없다고 생각했기 때문이다. 하지만 제대로 못 보더라도 앞자리가 낫다.

오늘날은 한 학급 학생수가 20~40명인데다 수업 시간에 따라 자리 배치가 다양하다.

칠판 필기

알비니즘이 있는 학생은 대부분 맨 앞자리에 앉아서도 칠판 글씨를 못 알아본다. 그래서 나는 많은 친구들의 도움을 받았다. 짝꿍이 노트를 빌려주거나 대신 써 주기도 했고, 칠판 글씨를 불러 주어 받아 적게 한 친구도 있다. 친구 노트를 빌려서 필기할 때면 선생님은 설명할 시간이고, 난 필기를 하면서 설명을 들어야 했다. 처음에 이런 사실을 잘 모르는 선생님은 얌전해 보이는 학생이 설명은 안 듣는 줄 알았다가 시력이 약하다는 걸 나중에 알고 이해해 주었다. 어떤 선생님은 교실을 둘러보다가 내 필기가 다 되어 갈 즈음 설명을 시작하곤 했다. 어린 나이에도 나는 선생님의 그런 배려가 고마웠다.

지금도 판서를 하는 학교가 다수이지만, 프린트 인쇄물이나 파워포인트를 사용하기도 한다. 일일이 칠판에 필기를 하던 시절에 비하면 엄청난 변화다. 또한 전자기기나 저시력 보조기구를 이용해서 칠판 글씨를 볼 수도 있다. 친구 노트를 빌리기는 점점 어려워지는 추세다.

교과서

예전에는 저시력이라도 일반 학교에 다니면 일반 교재를 사용했다. 이제는 일반 학교에 다녀도 글자가 확대된 확대교과서 사용이 가능하다. 앞으로 초 · 중 · 고등학교에서 전자교과서를 사용하게 된다면 글자 확대 기능이 있지 않을까? 그러면 확대교과서를 별도로 신청하지 않아도 될 것이다.

진학할 때 원하는 학교 우선 배정

예전에는 없던 제도도 생겼다. 장애인 등록이 되어 있으면 초 · 중 · 고등학교 진학할 때 집에서 가까운 곳이나, 가족이 원하는 학교로 우선 배정받는다. 단, 특목고 · 외국어고 · 예고 등은 예외다.

지금까지 1970년대와 2010년대 학교생활을 비교해 봤다. 몇 십 년 사이 우리나라 교육 여건도 많이 좋아졌다. 자녀가 취학 연령이 다가오면, 일반 학교에 보내야 할지 특수학교에 보내야 할지를 고민하는 부모도 있을 것이다. 장단점은 있다. 참고로 '알비니즘 가족 이야기' 회원 대부분 일반 학교를 다녔거나 다닌다. 특수학교에 다니다가 일반 학교로 옮긴 경우도 있다.

학교생활을 잘하기 위해선 좋은 교육 여건도 중요하지만 본인이 얼마만큼 환경에 적응하고 잘 대처하는가도 중요하다. 불편한 점은 스스로가 자신에게 맞는 방법을 찾아서 적응해야 한다. 알비니즘을 치료할 방법이 나올 때까지는 말이다.

때로 도움을 받아야 할 상황이라면 구체적으로 어떤 도움이 필요한지 요청하는 게 낫다. 그래야 상대방이 알아차리기 쉽다. 부당함을 당할 때는 적극적으로 대처하고, 무시해도 될 만한 일은 적당히 무시하는 게 마음고생을 덜한다.

2000년대 초반만 해도 복지 선진국에 비해 우리나라 교육 환경이 많이 뒤떨어졌으나 점차 격차가 좁아지고 있다. 앞으로 5년, 10년 후에는 어떤 모습일지 기대된다. 그런데 교육 환경이나 교육 여건이 좋아지는 반면, 경쟁이라는 틀 속에서 급우들 간에 인간적이고 훈훈한 정과 배려하고 챙겨 주는 모습은 오히려 줄어 가는 게 아닌가 싶어서 염려되는 건 기우일까?

1970년대, 내 초등학교 시절을 잠시 되돌아본다. 시력이 남들보다 약하다는 사실을 초등학교에 들어가서야 알았다. 내 눈엔 녹색 칠판에 하얗게 칠해진 줄이 여러 개 보이는데 친구들은 칠판을 보며 노트에 글씨를 받아썼다. 내가 칠판 글씨를 못 알아본다는 걸 당시 임시 담임을 맡았던 선생님이 알아채고는 맨 앞자리에 나를 앉게 하고, 내 책상 앞에 마주 앉아서 선생님이 불러 줄 테니 받아 적으라고 했다.

시골 마을 작은 학교여서 각 학년은 한 학급으로 구성됐다. 학교 전체 선생님이 몇 분 안 되는 데다가, 새 학기 초 전근 가는 선생님과 새로 부임하는 선생님이 날짜가 맞지 않아서인지 며칠은 선생님 인원이 부족했다. 1학년은 입학 후 며칠 동안 선배 학년과 교실을 같이 써야 했다. 선생님 한 분이 두 학년을 번갈아 가며 수업을 진행했다.

선배들 산수 시간, 문제를 풀던 선생님의 질문에 내가 대답을 했더니 갓 입학한 아이가 선배 학년 문제를 풀었다며 선생님이 대견해했다. 6학년 언니들이 수업이 먼저 끝났는지 복도에서 창문 너머로 그 광경을 보고 놀라워하며, 당시 6학년에 재학 중이던 셋째 언니에게 동생이 공부 잘하는 것 같다고 말해 줬다고 한다. 언니가 하교해서 낮에 친구들에게 전해 들은 이야기를 하자 부모님이 무척 흐뭇해하던 모습이 기억난다.

교장 선생님에 대한 기억도 있다. 3학년까지는 심흥섭 선생님이셨다. 교장 선생님 내외분은 학부모들과 격을 두지 않고 허물없이 지냈다. 우리 부모님과도 서로 잘 알고 가까운 사이였다. 때로 교장 선생님은 친구들과 놀고 있는 내게 몰래 뒤로 살금살금 다가와서 장난을 치기도 하며 잘 대해 주셨고, 쉬는 시간이나 방과 후에 교정에서 놀고 있으면 사모님이 나를 종종 살펴보아 주기도 했다.

4~5학년 때는 장기경 선생님이다. 교장 선생님은 부임한 첫날, 나를 보자마자 이름을 묻더니 같은 장씨라며 아버지 나이를 물었다. 우리 아버지보다 몇 살 위라면서 나에게 큰아버지 뻘 된다며 '큰아버지'라고 부르라고 했다. 하지만 한 번도 그렇게 불러 드린 적은 없다.

아버지와 교장 선생님은 정말 형제처럼 지냈다. 집과 학교가 버스로 네 정류장이 족히 될 거리인데도 사모님과 함께 걸어서 우리 집에 종종 놀러 오시곤 했다. 여름날 저녁에는 마당에 자리를 펴고 둘러앉아 밭에서 갓 따 온 삶은 옥수수를 맛나게 드시며 살아가는 이야기를 나누셨다. 아버지와 교장 선생님은 '형님 한 잔', '아우 한 잔' 하며 술잔을 기울이기도 했다. 마당에선 이야기꽃이 피고, 형광빛 반딧불이 날아다녔다.

6학년이 될 무렵 겨울에 이사를 하는 바람에 전학을 가게 되었다. 전학 간 날 첫 시간에 담임 선생님이 학생들에게 나를 소개하고 나서, 누구라도 순화를 놀리거나 놀린다는 소리가 귀에 들어오기만 하면 혼날 줄 알라고 말씀하셨다. 시골 마을 작은 분교여서 당시 6학년 전체 인원이 15명 남짓했다. 모두 순수하고 착했으며 선생님 말씀을 잘 따르는 학생들이었다. 그래서 놀림은 단 한 번도 없었다. 지금도 그 친구들은 착하고 순수함이 남아 있으며, 내겐 가족처럼 편하고 소중한 벗들이다. 담임을 했던 선생님과도 가끔 연락을 하며, 친구들과 함께 찾아뵙기도 한다.

잘 살펴주던 교장 선생님을 비롯해서 여러 선생님들과 착하고 좋은 친구들, 친구 부모님들까지 좋은 사람들을 만난 덕분에 내 초등학교 생활에는 어려움이 없었다. 혹시라도 아이들이 놀리면 어떻게 하나, 학교 가기 싫다고 떼를 쓰고 안 가면 어쩌나 하던 부모님의 염려는 보기 좋게 빗나갔다. 학교에서 조금만 잘해도 "머리 하얀 학생이 공부를 그렇게 잘한대."라며 엄청 잘하는 걸로 온 동네 소문이 퍼졌다. 하얀 머리는 나의 트레이드 마크였다.

마을 전체에 전화가 없던 시절인데도 학교에서 상이라도 받는 날이면 내가 집에 가기도 전에 부모님이 그 소식을 먼저 듣고 있었다. 〈고향의 봄〉의 노랫말을 그대로 옮겨 놓은 듯한 강원도 평창의 산골 마을에 하얀 머리 학생인 나는 유명 연예인만큼이나 많이 알려졌다. 온 동네 사람들과 교직원 그리고 전교생이 나를 다 알다 보니 내겐 학교생활 하기가 여러모로 더 편했는지도 모른다.

6. 놀리거나 말거나

우리나라 사람들은 신체에 어떤 특징이 있는 사람에게는 그 특징을 꼬집어서 그 사람을 기억하거나, 그걸로 별명을 지어 부르며 놀리는 경향이 있다. 알비니즘이 있는 사람은 이름보다는 머리 색깔이나 피부 색깔을 가지고 붙인 별명으로 불리거나 알려지기 쉽다. 이름을 대면 기억하지 못해도 '머리가 하얀 누구' 혹은 '노랑머리 누구'라고 하면 더 빨리 기억해 낸다.

아이가 어린이집을 잘 가다가 어느 날 갑자기 가기 싫다고 떼를 쓰면, 부모는 혹시 알비니즘 때문에 다른 아이들에게 놀림을 받아서 그러는 게 아닌가 하는 추측을 한다. 그러나 어린이집에 다닐 때는 또래도 어리기 때문에 외모가 다르다는 걸 인지하고 놀릴 정도는 아니다.

유치원에 다닐 때쯤이면 다르다는 걸 구별할 줄 알고, 궁금한 것도 많아지고, 호기심도 더 커진다. 어른들이나 자신보다 나이를 더 먹은 아이들이 별명을 부르거나 놀리는 걸 보면, 그게 무슨 의미인지 모르면서 따라서 흉내를 낸다. 자라선 무슨 의미인지 알면서도 이미 입에 익숙해져서 고쳐지지 않는다. 그리고 당사자가 없는 데서 별명으로 부르던 것이 습관되면 막상 본인이 앞에 나타났을 때 이름이 얼른 떠오르지 않아서 당황하게 된다.

아무래도 아이들이 놀리는 건 초등학교와 중학교 시절이 가장 심하다. 이때는 사춘기가 찾아오고 지나가는 시기이며, 감수성이 예민해지기 쉬운 때이다. 자신들은 다 컸다고 우쭐하지만 아직은 미성숙한 시기라 누군가를 놀려 대면서도 그게 상대에게 어떤 상처를 주는지, 자신에게는 어떤 영향을 끼치는지는 미처 생각하지 못한다.

아이가 놀림을 당하지 않고 자란다면 더할 나위 없이 좋지만, 놀림을 당하게 되더라도 상처받지 않도록 적절한 대처법이 필요하다. 놀림은 예고가 없다. 갑자기 당한다. 미리 마음의 면역력을 강화해 놓지 않으면 상처가 되기 쉽다. 마음이 건강해야 잘 대처하고 상처로 남지 않는다. 마음의 면역력을 강화시키기 위해선 어떻게 해야 할까?

하나는 부모가 자녀를 전적으로 사랑해 주는 것이다. 아이가 상처받지 않고, 주눅들지 않도록 해 줘야 한다. 남 앞에서 언제나 떳떳하게 내 아이를 대해야 한다. 그러면 형제나 친지들도 그렇게 대해 줄 것이다. 그렇게 자라면 아이가 놀림을 당한다 해도 상처를 덜 받는다. 남들이 뭐라고 놀려도 내 가족이 나를 사랑해 주고 내 편이고 든든하게 지켜 준다는 걸 알기에, 다른 사람의 놀림쯤은 들어도 흘려버리고 담대해진다.

또 하나는 상대가 놀리더라도 반응을 보이지 말아야 한다는 점이다. 놀리는 사람에게 놀리지 말라고 일일이 제재하기도 어려운 노릇이다. 게다가 반응을 보이면 상대는 오히려 재미있어 한다. 놀려도 반응을 보이지 않으면 상대는 재미를 못 느끼고 멋쩍어서 그만둔다.

단순한 놀림이 아니라 집단 괴롭힘을 당한다면 좀 더 적극적인 대처와

전문가와의 상담이 필요하다. 그러나 그저 색깔이 다르다는 이유로 당하는 단순한 놀림에는 이 정도 대처를 해도 견뎌 내기가 한결 수월하다.

1970년대만 해도 길거리에서 애나 어른 할 것 없이 떼를 지어 별명을 부르며 놀려대는 광경이 흔했다. 그러나 다행스럽게도 이젠 그런 광경은 사라졌다.

누군가를 칭할 때 그 사람의 특징을 꼬집어 말하면 기억해 내기 쉬운 건 사실이다. 그런데 특징으로 기억할 거라면, 기왕이면 좋은 쪽으로 기억해 줬으면 좋겠다. 좋은 특징도 찾아보면 있을 것 아닌가? 좋은 특징이나 그 사람에게 어울릴 만한 애칭이 마땅히 없다면, 이름을 기억해 주고 이름을 불러 줬으면 좋겠다.

'알비니즘 가족 이야기' 카페에선 회원들에게 되도록이면 실명을 사용하도록 권유한다. 알비니안 가족들만이라도 서로의 이름을 불러 주었으면 하는 마음에서다. 인터넷 카페가 대개 실명 대신 닉네임을 사용하고 그게 나은 점도 있다. 하지만 '알비니즘 가족 이야기'는 알비니안 가족의 공간이며, 비슷한 고민을 하는 사람들이 모였기에 굳이 자신의 이름을 감추지 않아도 된다고 생각했다.

「알비니즘 알비니안」

카페를 관리하면서 보니 회원들 대부분 실명을 사용하지만 닉네임을 사용하는 회원도 더러 있다. 실명을 사용하는 카페라서 그런지는 몰라도 닉네임을 사용하는 회원은 카페에 다녀간 흔적을 거의 남기지 않으며, 오프라인 모임에도 소극적이다. 공교롭게도 카페나 오프라인 모임에 적극적으로 활동하는 사람은 대개 실명을 사용하는 회원들이다.

7. 사춘기를 위한 예방주사

'알비니즘 때문에 사춘기를 남들보다 더 심하게 겪지는 않을까?' 부모 마음은 아이가 사춘기가 되기도 전에 이런 걱정이 앞선다. 물론 사춘기를 심하게 겪는 아이도 있을 것이다. 그런가 하면, 외모가 남의 눈에 잘 띄니까 남의 입에 더 쉽게 오르내릴 수 있다는 걸 알고, 사춘기 때도 자기 관리를 잘하며 수월하게 넘기는 아이도 있다. 사람마다 성격 차이가 있듯 사춘기를 넘기는 과정이나 방식은 각기 다르다. 부모가 막연하게 미리 염려한다고 해서 사춘기를 잘 넘기는 건 아니다. 어려서부터 사춘기를 잘 넘길 수 있는 환경을 만들어 주는 것이 도움이 된다.

가족 간 대화를 많이 나누자

자녀가 어릴 때부터 대화를 많이 나누자. 평소 시시콜콜 무슨 이야기든 다 털어놓으며 이야기하는 게 좋다. 대신 아이가 비밀을 지켜 달라며 했던 말은 그게 아무리 사소한 것일지라도 지켜야 한다. 그래야 아이가 맘 놓고 자신의 속 이야기를 털어놓는다.

각자 바쁘다고 얼굴 볼 시간도 적어서 대화가 부족한 가족이라면 나중에 무슨 문제가 생겨도 이야기를 꺼내기가 쉽지 않다. 어렵사리 말을 꺼내더라도 대화가 제대로 이루어지지 않는다. 그러다 보면 문제의 해결점을 찾기란 더욱 어려워진다. 어려서 재잘재잘 이야기를 잘했던 아이도 사춘기에 접어들면서 말수가 적어지는 경향이 있다. 하물며 서로 마주 보고 이야기할 시간이 적었다면 자라선 멋쩍어서 더 못한다. 공통의 대화거리 찾기도 쉽지 않다. 어려서부터 가족 간에 대화하는 습관이 형성되어 있다면 그런 어색함은 없을 것이다. 가족 간 대화가 많은 가정일수록 자녀가 밝게 자라고 사고 칠 가능성도 적다.

시간을 내서 함께 추억을 쌓자

아이와 함께하는 시간을 갖자. 캠핑, 산행, 공연 보기, 전시회 관람, 시장 나들이, 공원 산책, 체험학습장 견학 등 가족끼리 추억을 쌓고 공유하자. 생각은 있는데 나중에 시간 되면 한다든가, 돈 벌어서 여유가 되면 한다는 생각은 하지 말자. 자녀가 언제까지나 아이인 채로 기다려 주지 않는다. 지금 할 수 있는 최선을 다하는 것이 중요하다.

가족과 추억을 만드는 일이 돈과 시간 여유가 있어야만 가능한 것은 아니다. 무료 공연 관람이나 가까운 산행 또는 집 근처 공원 산책, 시장 구경하기 등은 돈도 별로 들지 않는다. 시간은 짬을 내려고 맘만 먹는다면 얼마든지 가능하다.

나들이를 싫어하고 집에만 있는 걸 좋아하는 가족은 집에서 할 수 있는 걸 찾아서 즐거운 시간을 가지면 된다. 함께 텔레비전을 보거나, 각자 책이나 신문을 읽고 나서 주제나 화젯거리에 대해 이야기 나누기, 좋아하는 음식 만들어 먹기 등등 찾아보면 얼마든지 있다.

이렇게 함께 시간을 보내면서 순간순간이 다 의미 있고 소중하다는 걸 알게 해 준다. 그리고 삶은 죽는 날까지 삭제나 수정 없이 고스란히 자기 인생 노트에 기록된다는 걸 일깨워 준다. 그러면 아이가 어떤 상황에서도 한 번 더 생각할 것이다.

사정상 엄마나 아빠 어느 한 사람이 자녀를 키우는 가정도 있을 텐데, 그렇다고 해서 주눅 들 건 없다. 부모 중 어느 한 사람이 키우더라도 얼마든지 자녀와 추억을 쌓아 갈 수 있기 때문이다.

그러면 부모와 같이 살지 못하는 경우는 어떨까? 알비니즘이 있는 아이들 중에도 사정상 부모와 떨어져 지내는 아이도 있을 것이다. 이 아이들이 다 사춘기를 심하게 겪을까? 그렇지는 않다. 주위 사람이 도움을 주거나 스스로 극복할 것이다.

자신을 소중히 여기도록 해 주자

자신을 소중히 하는 사람은 함부로 행동하지 않는다. 마음가짐도 바르며 다른 사람도 소중하게 생각한다. 그런 사고방식이라면 사춘기쯤은 거뜬하게 잘 넘긴다. 자신을 소중히 하는 것과 자신만 아는 이기적인 것은 다르다. 자신을 소중히 여기되, 자신만 아는 이기적인 사람이 되지 않도록 자녀에게 좋은 인성을 길러 주자.

"사춘기 때는 힘들었겠어요?"

성인이 되어 알게 된 사람들에게서 이런 질문을 많이 받았다. 알비니즘 때문에 사춘기를 힘들게 넘겼으리라 지레짐작하고 그렇게 물어보는 것이다. 하지만 나는 사춘기가 언제 어떻게 지나갔는지도 모른다.

사회에서 만난 사람들 중에는 내가 자라는 과정을 보지도 않았으면서 "사람들이 놀리고, 쳐다보고 해서 사춘기 때 너무너무 싫었대. 어린 나이에 얼마나 힘들었겠어?" 하며, 내가 하지도 않은 말을 마치 나에게서 들은 것처럼 이야기하는 걸 여러 번 들었다. 그럴 땐 바로 해명했다. 내가 듣고 있는데도 그런 상황이니, 내가 없는 데선 어떤 말이 얼마나 더 꾸며져 날아다닐까? 옛 속담 하나를 고쳐 본다.

'아니 땐 굴뚝에 연기 날 때 있더라!'

태어나면서부터 소문을 달고 자랐고, 가는 곳마다 사람들 이목이 집중되는 터라 나는 늘 행동 하나에도 더 조심했다. 이 동네 저 동네로 소문이 금방 퍼지는데다 근거 없는 헛소문까지 덧붙여진다는 걸 어린 나이에 이미 알아 버렸기에 사람들 입방아에 오르내릴 일은 하지 않으려 노력했다. 그래서 사춘기를 더 무난하게 넘겼는지도 모른다. 돌이켜 생각해 봐도 내 사춘기가 어떻게 지나갔는지 딱히 떠오르는 게 없다.

"내 등의 짐은 중심을 잡아 주는 선물"이라는 글귀를 읽은 기억이 난다. 나에게 알비니즘은 휘청거리지 않도록 잡아 준 선물인 셈이다.

6장

알비니즘을 넘어서 평범함으로

1. 진로 · 취업 · 성공

　누구나 진로에 대한 고민을 한다. 일자리 구하기도 쉽지 않다. 충분한 실력을 갖추고도 마땅한 직장을 얻지 못해 일손을 놓고 있는 사람도 많고, 현재 직장을 다니고 있지만 언제 어떻게 될지 모르는 불안함 속에 다른 일자리를 준비하는 사람도 많다. 이런 실정이니 알비니즘이 있는 사람들은 자외선에 약한 피부와 매우 약한 시력 때문에 진로 선택하기와 일자리 구하기에 더욱 어려움이 따른다.

　어느 일이나 그 업무에 요구되는 조건이 있다. 민첩성과 순발력이 필요한 일, 꼼꼼하고 정교함이 요구되는 일, 육체적으로 건강하고 힘이 좋은 사람이라야 가능한 일, 운전이 필수이거나 시력이 얼마 이상은 되어야 가능한 일도 있다. 그리고 외모를 안 본다고 해도 정말 안 보는 곳은 드물다.

　같은 조건이라면 외모와 첫인상까지 좋은 사람이 유리하다. 그런데 알비니즘이 있는 사람은 첫인상이 자칫 감점 요인이 된다. 안경을 착용해도 시력이 약한데다 눈부심이 심하다 보니 시야를 모으려고 눈을 가늘게 뜨고 습관처럼 미간을 찌푸리는데, 다른 사람 눈에는 인상을 쓰고 있는 것처럼 보인다. 안구진탕증이나 사시가 심하면 시선을 제대로 맞추지 못하고, 면접 장소가 낯설다 보니 주춤거린다. 면접관이 보기엔 자신감이 결여된 사람 같고, 일을 제대로 할 수 있을까 하는 의구심마저 들 것이다.

　면접을 볼 때, 안구진탕증이나 사시로 인한 불안정한 시선 처리 때문에 오해받지 않도록 면접관에게 미리 말하는 것도 하나의 방법이다. 눈부심으로 찡그린 얼굴에 긴장하고 입을 다물고 있으면 마치 불만을 잔뜩 품은 사람처럼 보인다. 억지로 미소를 지으면 오히려 울음을 참는 것처럼 보일 수도 있다. 환하게 웃는 얼굴과 자신감 있는 답변은 찡그린 듯한 표정과 시선 처리를 보완해 준다.

　외모와 시력에서 오는 감점 요인을 다른 면에서 만회해 보라. 감점 요인에 너무 신경 쓰지 말고, 자신이 가진 장점을 최대한 살리는 데 매진하는 것이 좋다. 단점을 장점으로 승화한다면 단점은 더 이상 단점으로 머물지 않는다. 의무적으로 고용해야 하기에 채용되는 사람이 아니라, 그 사람의 업무 능력이 필요해서 채용되는 사람이라야 직장 생활을 하기가 떳떳하다.

　자영업을 한다면 취업 과정과 직장 생활에서 겪는 부담이 덜하다. 외모가 눈에 띄다 보니 한번 본 사람은 거의 잊지 않고 기억해 준다. 그러므로 거래처나 고객에게 좋은 이미지를 남긴다면 오히려 튀는 외모가 장점이 된다.

우리나라 알비니안의 직업 분야는 주로 다음과 같다. 행정 공무원, 교사, 특수학교 교사, 사회복지 분야, 컴퓨터 관련 업무, 마케팅 분야, 사무직, 자영업, 미술치료, 번역, 디자인, 목회자, 목축업, 그리고 드물지만 음악 관련 일을 하는 사람도 있다. 이 밖에도 알려지지 않은 몇몇 직업이 있겠지만 아직은 분야가 어느 정도 한정되어 있다.

'알비니즘 가족 이야기' 카페 회원을 보면 암기력이나 집중력이 뛰어나거나 창의력이 있는 등 다방면에 소질이 있다. 그러므로 진로의 폭을 너무 한정시킬 필요는 없다. 스트레스를 덜 받고 싶다면 외모와 시력이 크게 문제 되지 않는 직업을 찾는 게 도움이 되겠지만, 그러다 보면 결국 알비니즘이 있는 사람이 주로 하는 직업에 한정되기 마련이다. 진로를 고려할 때는 다양한 분야에 폭넓게 가능성을 열어 두고 관심을 가져야 한다. 그리고 자신이 무엇을 잘하는지, 무엇을 하고 싶은지를 파악하는 것이 우선 중요하다.

직장에서 편견을 갖고 보더라도 자신이 그 분야에서 멋지게 해낼 자신감이 있다면 주저하지 말고 부딪쳐 보는 용기와 끈기가 필요하다. '알비니즘 때문에 이것은 안 될 거야.' 하며 미리 낙담하지 말라. '저것은 내가 못할 거야.'라며 시작도 하기 전에 포기하지 말라. 자신이 정말 하고 싶은 일이면 시작해 보라.

사회적 잣대로 볼 때 그럴싸한 직업이 아니더라도 자신이 잘할 수 있으면서 좋아하는 일이며 누군가에게 도움이 된다면, 그것은 충분히 가치 있는 일이며 자신에겐 소중한 직업이다. 이렇게 생각한다면 취업이나 구직에 대한 고민도 한층 줄어든다.

직업에 대한 일반적인 시각도 바뀔 필요가 있다. 직업에 귀천이 없다고 말하면서도 속으로는 귀천으로 재단하고 있지는 않은가? 그러나 직업은 일에 대한 가치가 우선이어야 한다. 스스로 가치 있는 일이라고 여기며 선택한 직업에서 보람과 행복을 느낀다면, 그것이 자신의 진정한 성공이다. 보람과 행복을 느끼며 하는 일은 아무리 힘들어도 힘들게 느껴지지 않는다. 어려워도 참고 견딜 만한 에너지가 생긴다.

"성공한 사람이라고 해서 다 행복하다고는 생각하지 않아. 나는 행복한 사람이 성공한 사람이라고 생각해."

오래전에 텔레비전에서 본 드라마 〈굳세어라 금순아〉 대사 가운데 한 구절이다. 성공과 행복에 대한 내 평소 생각과 너무나 일치해서 기억에 남는다.

점차 사람들의 인식이 달라지고 사회제도도 뒷받침되다 보면 업무 환경이 더 나아질 것이다. 시간이 흐르면서 사라지는 직업도 있지만 새로운 직업이 생기기 마련이다. 젊은이들이 각자의 재능을 충분히 발휘해서 지금까지 선배들이 하는 일보다 더 새로운 분야에 다양한 길을 열어 보길 바란다. 길은 처음부터 길이었던 게 아니라, 한 사람 두 사람 가다 보니 길이 된다고 하지 않던가.

알비니즘이 있는 사람들이 "나는 알비니즘 때문에 이렇게 살았습니다."라기보다는 "이렇게 살았는데 사실 저는 알비니즘이 있는 사람입니다."라고 말할 수 있는 삶을 살았으면 좋겠다.

부모가 자녀의 진로를 위해서 할 일은 자녀가 '알비니즘'이라는 걸 지나치게 의식하지 않도록 대해 주는 것이며, 원하는 분야를 응원해 주는 것이다.

자녀의 소질을 찾아서 개발해 주는 것도 부모의 역할이다. 취미나 특기가 두드러지면 그것을 개발해 주기가 쉬운데, 사실 그렇지 않은 경우가 더 많다. 아이의 소질을 찾아 주기 위해선 무엇에 관심을 보이는지, 어떤 것을 할 때 행복해하고 좋아하는지 살펴볼 필요가 있다. 그리고 아이가 원하는 것을 하도록 계기를 마련해 줘야 한다.

부모 입장에선 자녀가 시력이 매우 약하기 때문에 '과연 이걸 할 수 있을까? 이걸 시켜도 될까?' 하는 고민이 앞선다. 아이가 무얼 잘하는지, 어떤 것에 소질이 있는지 모를 때는 최대한 이것저것 접해 봐야 한다. 학창 시절은 다양한 것을 체험해 보기 아주 좋은 시기다. 배우다가 그만두고 다른 걸 시작해도 늦지 않다. 그야말로 새로운 것을 시도하는 것이 두렵지 않은 때이다.

이것저것 하다가 말면 끈기와 인내심이 없어질까 봐, 한번 시작한 건 싫어도 끝까지 해야 한다고 생각할 수도 있다. 틀린 말은 아니다. 하지만 하기 싫은 것, 소질이 없는 것을 오랫동안 강제로 시키는 건 다른 걸 배울 수 있는 기회를 놓치고 시간을 축낼 뿐이다. 시도해 봐야 잘하는지 못하는지 안다. 본인이 원하면 이것저것 시도해 보는 게 좋다. 호기심 많고 새로운 것을 금방 배우며 다양한 것을 접해 보고 싶은 아이를 강제로 한 가지에만 집중시킬 필요는 없다.

반대로 자녀가 어떤 분야에 소질이 있고 그 한 분야에 집중하길 원하는데, 다양하게 이것저것 가르치고 싶은 부모 욕심에 자꾸 여러 가지를 시도하는 것은 옳지 않다. 그러다 보면 잘하는 것마저 포기하게 만드는 역효과를 불러온다. 원치 않는데 부모가 강제로 시키면 실증이 나고 능률도 오르지 않는다.

자녀의 소질을 찾아서 개발해 주는 것 못지않게 중요한 건, 그 분야의 사람들과 교류할 다리를 놓아 주는 일이다. 따라서 자녀가 어떤 분야에 소질이 있는지는 알겠는데 어떻게 해주는 게 좋을지 조언이 필요할 땐, 그 분야의 선배들을 만나보는 것이 도움이 된다. 예를 들어 컴퓨터에 관심이 있는 학생이라면 알비니안 중에 컴퓨터 관련 일을 하는 선배들이 있으니 이들에게 컴퓨터 관련 학습을 어떻게 시킬지, 불편한 점은 무엇인지, 컴퓨터 관련 일이 알비니안에겐 어떤 점이 유리한지 등등 여러 가지 조언을 얻을 수 있을 것이다. 피아노나 악기를 다루고 싶어하는 학생이라면 피아노 전공자나 악기를 다루는 사람도 몇 있으므로 그들에게 조언을 구하면 도움이 될 것이다.

다른 부모들도 겪는 일이겠지만, 알비니즘이 있는 자녀를 둔 부모는 아이의 진로에 대해 더 많이 고심하게 된다. 자녀가 무엇을 좋아하고 잘하는지를 관찰하고 파악하게 되면 진로를 정할 때도 한결 수월하다. 그러나 관찰이라는 명목으로 지나치게 간섭하고 부모가 원하는 방향으로 이끌어 가려고는 하지 말아야 한다.

2. 결혼 기회는 용기 있는 사람에게 향한다

'배우자를 만날 수 있을까?'

'결혼이 성사되기까지 큰 어려움은 없을까?'

'상대 집안에서 반대하지 않을까?'

'알비니즘이 자녀에게 유전되는 건 아닐까?'

'결혼 생활을 잘해 나갈 수 있을까?'

말로 표현하지는 않더라도 알비니안 가족은 저마다 마음속에 이런 고민을 안고 있을 것이다. 부모도 고민이 많겠지만, 당사자들 역시 결혼을 결정하기란 쉽지 않다. 한 가정을 제대로 꾸려 가기 위해 직장이나 직업 문제도 고민되지만, 그보다 자녀에 대한 문제가 큰 걸림돌로 작용한다. 상대 부모가 알비니즘 유전 문제를 거론한다면, 결혼이 난관에 부딪힐 수도 있기 때문이다.

지금 결혼 적령기에 있거나 결혼 상대로 누군가를 만나고 있다면, 이미 결혼한 사람은 결혼 생활을 어떻게 하고 있는지, 그들 자녀도 알비니즘이 있는지, 궁금한 것이 한두 가지가 아닐 것이다.

어느 대학병원 홈페이지 게시판에서 알비니즘이 있는 여성이 익명으로 올린 글을 보았다. 알비니즘 유전에 관해서 알고 싶다는 내용이었다. 그러나 아쉽게도 그에 대한 답은 없었다. 사연인즉, 사랑하던 남자가 있었는데 알비니즘이 자녀에게 유전되는 건 아닌지 염려가 되어 스스로 마음을 닫았고 결국 사랑하던 사람과 헤어졌다고 한다. 그 글을 읽으며 참으로 안타까웠다. 이 여성이 알비니즘 유전에 대한 정보를 좀 더 일찍 알았더라면 혼자 그렇게 고민하지 않아도 됐을 텐데……. 사랑하는 사람을 강제로 떠나보내는 아픔을 겪지 않았을지도 모르는데 말이다.

알비니즘이 자녀에게 유전될까 봐 결혼을 망설이게 되는 것은 비단 이 여성만의 고민은 아니다. 알비니즘 유전 특징을 알기 전에는 알비니안 남녀 누구나 같은 고민을 할 것이다.

이 여성처럼 혼자 고민하고 스스로 결혼을 단념했다면 그나마 다시 마음의 문을 열기가 쉽다. 알비니즘의 원인이나 유전에 대한 정확한 정보를 알고 나면 유전에 대한 걱정을 덜게 될 것이고, 결혼할 상대가 알비니즘 보인자가 아니라는 것만 확인한다면 고민 한 가지는 해결된 셈이다.

이와 달리 사랑하는 사람에게 알비니즘이 자녀에게 유전될까 봐 결혼이 망설여진다고 솔직하게 말했는데 상대가 주저하고 꺼리는 기색을 보인다면 마음의 상처는 더 크게 남는다. 사랑에 대한 믿음이 약해져서 다시 사랑을 시작할 용기를 내기 힘들어질지도 모른다. 상대가 흔쾌히 "당신이 알비니즘이 있어도 내게 아무런 문제가 되지 않듯, 알비니즘이 있는 아이가 태어난다 해도 괜찮다."라고 한마디 해 준다면 결혼할 용기가 생기고 마음이 훨씬 가벼워진다. 유전에 대한 정보를 모른 채 결혼한 사람은 자녀가 알비니즘을 가지고 태어나도 기꺼이 받아들일 각오를 했거나, 자녀가 없어도 괜찮다고 마음을 모은 경우일 것이다.

알비니즘이 있어도 임신과 출산은 별다른 문제가 없다. 육아에 있어서도 보통의 다른 부모들 못지않다. 사랑하는 사람이 있는데 2세 때문에 망설인다면 혼자서 고민만 하지 말고 상대가 알비니즘 보인자인지 유전자 검사를 통해 알아보라. 정말 사랑하는 사람이라면 기꺼이 검사에 응해 줄 것이다. 고민하며 망설이다가 자신에게 온 좋은 인연을 그냥 보내는 어리석음은 범하지 않기를 바란다.

결혼은 무엇보다 본인의 의지와 용기가 필요하고, 또 인연이 닿아야 한다. 평소 좋은 사람을 만나기 위해 마음을 열어 두는 것도 중요하다. 주위 사람들과 좋은 관계로 지내다 보면 좋은 인연과 연결되는 계기가 마련되기도 한다. 독신이 좋아서 혼자 산다면 모르지만, 결혼을 원한다면 보다 적극적일 필요가 있다. 알비니즘 때문에 스스로 기회조차 만들지 않고 마음을 닫아 버리거나 누군가가 알아서 다가와 주길 막연히 기다리면, 사랑과 결혼의 기회는 다른 곳으로 발길을 돌린다.

'알비니즘 가족 이야기' 카페의 기혼인 알비니안을 보면 화이트 알비니즘보다 옐로우 알비니즘이 많다. 여성 기혼자는 거의가 옐로우 알비니즘이다. 주로 연애결혼을 했으며, 지인의 소개로 결혼한 사례도 있다. 이들은 자녀에게 알비니즘이 유전될까 봐 염려했던 것 외에는 결혼에 이르기까지 다행스럽게도 큰 어려움은 없었다고 한다. 다들 배우자는 알비니즘이 없는 보통 사람이며, 건강한 자녀를 두고서 어느 가정 못지않게 평범하고 원만한 가정생활을 꾸려 가고 있다. 다복한 가정을 가꾸어 가는 모습은 후배들에게도 좋은 본보기가 된다.

3. 달밤에 눈썰매도 타고

알비니즘이 있으면 스포츠를 즐기기란 쉽지 않다. 여러 사람이 팀을 이루어 하는 운동은 시야도 넓어야 하고 다른 사람의 움직임을 재빨리 읽어야 하기에 무리가 따른다. 축구나 야구처럼 넓은 시야기 필요한 단체 경기에서 제대로 못 보고 헤매면 흐름을 끊기도 하고, 팀원들의 움직임에도 방해가 된다. 승패와 상관없이 재미로 한다 해도 누군가 한 사람 때문에 경기가 엉망이 된다면 한두 번은 웃으며 넘기겠지만 계속 유쾌하게 받아들일 사람은 별로 없다. 따라서 혼자 해도 되는 체력 단련 운동이거나, 단체 운동이라도 팀원에게 지장을 주지 않는 종목이라야 부담이 적다. 알비니즘이 있는 사람이 할 만한 운동에는 어떤 종류가 있는지 알아보자.

볼링

볼링은 실내에서 하는 경기이므로 햇빛으로 인한 눈부심이나 자외선의 영향을 받지 않는다. 또렷하게 보이지는 않지만 핀과의 거리 정도는 알아본다. 핀의 위치를 더 잘 보고 싶다면 망원경을 이용하여 파악한

다음 공을 굴리면 된다.

알비니안 중에는 집중력이 강한 사람이 많으므로 본인의 적성에 맞는다면 즐기기 좋은 운동이다. 볼링은 혼자서 여가를 즐기거나 스트레스 해소에도 좋을 것이다. 팀을 이루어 한데도 각자 자기 순서에 공을 굴리는 것이므로 팀원의 움직임을 방해하진 않는다.

당구

당구 역시 실내 경기이므로 눈부심이나 자외선을 걱정하지 않아도 된다. 당구대 정도의 공간은 시야에 들어온다.

태권도

태권도는 실내에서 할 경우 햇빛이나 자외선의 영향을 받지 않는다. 시력이 좋지 않더라도 앞줄에 서면 사범의 동작을 보고 배우는 게 가능하다. 또는 앞사람의 동작을 보면서 하면 된다. 실외에선 햇빛과 마주 보는 위치에 서면 매우 불편할 것이므로 실외에서 하는 건 무리다.

수영

시력이 약해도 수영을 하는 데는 무리가 없다. 실내수영장을 이용하면 자외선의 영향을 받지 않는다.

스포츠 댄스, 발리 댄스, 무용

댄스나 무용은 취미로 하는 것도 좋고, 실력이 출중하다면 진로로 고려해 보는 것도 좋다.

스케이트, 스노보드

스케이트나 스노보드 같은 스포츠는 어린 시절부터 경험을 쌓으면 커서도 하기가 낫다. 성인이 된 후에 시작하려면 어렵다.

족구

족구는 야외에서 하는 경기지만 햇빛과 마주 보지 않으면 별 무리가 없다. 공의 움직임도 재빨리 파악해야 히고 팀원과의 호흡도 중요하므로 어느 정도 운동신경이 좋은 사람이라야 가능하다.

농구

농구는 공이 커서 공을 보는 데는 무리가 없으나 움직임이 빨라야 한다. 상대팀과 내 팀을 재빨리 구별하지 못하면 엄청난 실수를 하게 된다. 가능한 사람도 있겠지만 쉽진 않다.

트래킹

트래킹은 잘 배려해 주는 가족이나 동료와 함께한다면 가능하다.

산행

험한 산이 아니라면 시력이 약한 사람도 얼마든지 산행이 가능하다. 처음 가는 산은 산길을 잘 아는 사람과 동행한 후, 혼자서라도 갈 만한 곳이라고 여겨지면 산책 삼아 혼자 다녀도 된다. 하지만 등산로가 험난하며 사람 왕래마저 적다면 보호자가 동행해야 한다. 아무리 산행을 좋아하더라도 지나치게 험난한 코스를 무리해서 가는 건 위험을 자초하며, 동행하는 사람을 힘들게 한다. 혼자서 가든, 일행과 가든 무리가 되지 않을 코스를 택해야 한다.

산은 올라갈 때보다 내려올 때 더 조심해야 한다. 높낮이를 제대로 구분하지 못하거나 불안정하게 놓인 돌을 제대로 보지 못하고 밟아 미끄러지기라도 하면 자칫 큰 사고로 이어질 위험이 있다. 나뭇잎이 그늘을 만드는 계절에는 햇빛을 덜 받으니 좋을 것 같지만, 나뭇잎 사이로 햇빛이 어른거리면 땅바닥을 보기가 더 불편하고 현기증까지 난다. 수목이 우거져 햇빛이 아예 안 들 정도면 산행하기에 좋은 조건이지만 산행의 묘미는 덜할 것이다.

이외에도 배드민턴, 탁구, 스킨스쿠버다이빙, 패러글라이딩과 같은 운동도 각자 취미에 맞으면 가능하다. 스스로 한계를 만들어 못한다고 미리 포기하지 말고, 일단 시도해 보자. 그래도 안 되면, 그때 가서 포기해도 늦지 않다.

내가 어린 시절 살던 동네는 겨울철이 되면 산과 들이 온통 하얀 눈 세상이었다. 내린 눈이 다 녹기 전에 또 내리고, 이렇게 쌓인 눈이 봄까지 갔다. 함박눈이 내리는 날이면 비료 포대를 가지고 눈썰매를 즐겼다. 달밤에 썰매를 탄 기억도 있다. 사람들의 발자국이 닿지 않은 채 눈이 쌓아 단단해져 있는 밭에서 달밤에 썰매를 타노라면 하얀 눈이 달빛을 받아 반짝반짝 빛났다. 달빛이 조명을 대신했다. 눈썰매 타는 재미에 추운 줄도 모르고 놀았다.

지금은 그때처럼 눈밭을 내달리며 놀 자신이 없다. 어릴 때 그렇게 놀았음에도 몇 십 년 지나니 못하겠는데, 어릴 때 아예 운동을 하지 않은 경우에는 어른이 되어 시작하려면 더욱 엄두가 나지 않는다.

알비니즘이 있어도 굉장히 민첩하고 잘 뛰어노는 아이들이 있다. 그런데도 시력이 약하다는 이유로 아무런 운동도 시키지 않고 그냥 두면 자라면서 운동신경이 서서히 둔해진다. 커서 운동을 하려면 운동신경이 둔해진데다 용기가 나지 않는다. 따라서 어릴 때부터 스포츠를 접하도록 계기를 마련해 줘야 한다. 무리가 가지 않을 종목을 찾아서 가족들이 이끌어 준다면 도움이 될 것이다.

운동을 꾸준히 하면 건강에 도움이 될 뿐만 아니라 감각도 좋아진다. 알비니즘이 있는 사람은 시력이 약하다 보니 낯선 장소에선 이리저리 헤맨다. 운동을 하면 감각적 인식도 발달하여 그런 점이 보완된다.

4. 일상에서 겪는 불편한 점 개선 방향

일비니즘이 있는 사람이 생활하면서 겪는 불편함은 아무래도 시력 문제와 관련이 많다. 불편 사항에는 어떤 것이 있으며, 어떻게 개선되면 그 불편을 덜 수 있을지 알아보자.

신호등

신호등이 오래되어 불빛이 선명하지 않으면 낮에는 불빛 색깔이 잘 보이지 않아서 여간 불편한 게 아니다. 오래된 신호등은 적절한 시기에 교체를 해 주면 좋겠다.

사람이 많이 건너는 횡단보도에 신호등과 함께 소리로 보행 신호를 알리는 장치를 설치해 놓은 곳이 있다. 이런 장치는 도로 폭이 넓으면서 보행자가 많지 않은 곳부터 설치하는 것이 시각 장애인에게 도움이 된다. 알비니즘이 있는 사람은 맑은 날 낮에, 도로 폭이 넓은 곳에선 건너편 신호등 불빛을 구별하기 어려우므로 혼자 건너야 할 상황이면 매우 난감하다. 신호가 언제 바뀌는지 모르기 때문이다. 보행자가 많은 횡단보도에선 사람들을 따라 건너면 되니까 신호등 불빛을 구별하지 못한다 해도 불편하지 않다.

순번대기표

대형 병원 접수 창구나 은행, 관공서 등 곳곳에 순번대기표를 뽑아서 번호 순서대로 일을 처리하는 곳이 많다. 전광판이 두 개 정도면 가까이 다가가서 번호 확인이 가능하나, 여러 개인 곳은 내 번호가 어느 전광판에서 표시되는지 알아차리기 어렵다. 혼자 갔는데 여러 개의 전광판을 동시에 봐야 할 상황이면 난감하다. 번호가 바뀔 때마다 이리저리 다 보고 다닐 수도 없는 노릇이다. 양해를 구하고 남의 순서에 먼저 할 때도 있지만, 참 미안한 일이다. 나름대로 터득한 방법은 순번대기표를 뽑고 대기자 숫자를 본 다음, 소리가 날 때마다 하나씩 세는 것이다.

어느 시중은행에 볼일을 보러 갔다가 창구 직원에게 이런 불편을 이야기한 적이 있다. 나중에 그 은행을 다시 방문해 보니 "딩~ 동~!" 소리와 함께 직원이 "ㅇ번 고객님"이라고 불러 주어서 편했다. 이제는 그 은행에 창구마다 모니터가 설치되어 있으며, 해당 번호가 모니터에 표시되면서 '딩동! ㅇㅇ번 고객님! ㅇㅇ번 창구로 모시겠습니다'라는 자동 안내가 나온다. 이런 장치는 시력이 매우 약한 사람에게 참으로 편리한 서비스다.

순번대기표를 사용하는 접수 창구에는 음성 안내 서비스도 함께해 주면 좋겠다. 창구가 여러 개인 곳은 줄 서서 순서대로 볼일을 보는 일반 창구가 하나 있어도 좋겠다. 전광판이 두세 개 정도이며 대기자가 많지 않은 곳은 진동벨을 사용하는 것도 좋은 방법이다.

계단

공공시설이나 대형건물에는 계단 끝부분이 별도의 색으로 표시된 곳이 많지만, 아무런 표시가 없는 계단도 많다. 야외에선 햇빛에 눈이 부셔서 제대로 보지 못하기 때문에 계단에 아무런 표시가 없으면 위험하다. 같은 높이로 평평하겠거니 하고 무심코 걷다가 갑자기 내려가는 계단이 시작되면 헛디뎌 휘청거리거나 넘어질 위험이 있다. 계단 설치 할 때 끝부분을 별도의 색으로 표시하도록 의무화했으면 좋겠다.

계단은 끝부분에 별도의 색으로 표시해 놓은 곳이 많은 편이지만, 한두 개짜리 턱은 아무 표시도 없는 곳이 대부분이다. 발끝을 일일이 보지 않고 그냥 성큼성큼 걷는다면 한두 개의 턱은 미처 못 보고 헛디디거나 걸려 넘어지는 상황이 발생한다. 이는 시력이 약한 사람뿐 아니라 시력이 좋아도 그런 실수를 하기 쉽다. 유모차나 전동차 이용자에게도 턱이 있으면 불편하다. 한두 개 턱이라도 별도의 색으로 표시하고, 옆에는 원만한 경사로를 같이 만들면 좋겠다.

예시를 한 곳 들어 본다. 서울시 용산에 자리한 국립중앙박물관 앞에 나지막한 계단이 길게 이어져 있다. 이촌역에서 박물관으로 갈 때는 불편하지 않다. 층계마다 나지막해서 힘들지도 않다. 그런데, 박물관에서 나와 이촌역 방향으로 갈 때는 발을 헛디디기 쉬운 곳이다. 계단이 일정한 간격으로 이어진 게 아니라 한 계단 내려서 걷다가 또 한 계단, 이런 식이다. 계단 끝부분에 표시는 있으나 시력이 매우 약한 사람들 눈에는 잘 보이지도 않는다. 시력이 약하며 눈부심이 심한 알비니안은 더욱 주의를 기울여 걸어야 할 곳이다. 다행히 계단 바로 옆에 전동차나 유모차 사용자를 위한 경사로가 있다.

공공화장실 남녀 표시

다니다 보면, 공공화장실의 남녀 표시가 제각각이다. 참으로 종류도 많고 다양하다. 시력이 약한 사람은 가까이 다가가서 봐야 표시를 구별하는데, 남녀 화장실 표시가 같은 색상으로 나란히 있으면 민망한 상황을 맞닥뜨리게 될 소지가 다분하다.

각각 파랑 바탕과 빨강 바탕(또는 진분홍)에 글씨나 이미지로 남녀 구분해 놓은 게 눈에 가장 잘 띈다. 또는 흰색 바탕에 각각 파랑과 빨강색으로 남녀 이미지를 표시해 놓은 것도 비교적 구별하기가 쉽다.

수원에 있는 화장실 문화 전시관 해우재에 가 보니, 세계 각국 화장실 표시가 있었다. 독특하거나 재미있게 묘사해 놓은 것도 많았다. 모양은 다양했지만 딱 봐도 남녀 구분이 쉬웠다. 그러나 시력이 약한 사람이 좀 떨어진 거리에서 볼 때 어느 쪽으로 가야 할지 당황할 만한 것도 많았다. 각 나라별 표기에서도 남녀 구분을 이미지로 표현한 것보다는 빨강과 파랑 색상으로 구분한 것이 눈에 더 잘 띄었다.

공공화장실의 남녀 표시를 남자는 파랑, 여자는 빨강(또는 진분홍)으로 통일하면 좋겠다. 세련된 느낌은 덜 들지 몰라도 알아보기는 가장 좋다.

전철역 출구 번호 표시

사람들 머리 위쪽에 위치한 전철역의 출구 안내판은 대개 출구 번호가 원 안에 있으며 거기에 해당하는 장소를 나열해 놓았다. 그래서 시력이 약한 사람은 번호를 알아보기 어려울 때가 있다. 예를 들어 보자. 3과 ③, 이 중에서 어느 것이 알아보기 더 쉬운가? 당연히 그냥 있는 번호가 알아보기 낫다. 안내판을 새로 만들 때는 번호를 원 안에 넣지 않앗으면 좋겠다.

어떤 역에는 각 출구에도 벽면에 큼직한 고딕체로 해당 출구 번호가 붙어 있어, 시력이 약한 사람도 번호를 알아보기가 한결 수월하다. 점차 모든 전철역에도 출구마다 이렇게 해 놓으면 좋겠다.

생활하면서 겪는 불편함은 이 밖에도 많지만, 위에서 언급한 몇 가지는 조금만 개선한다면 알비니즘이 있는 사람은 물론이고, 다른 사람들에게도 도움이 될 것이다. 장애인을 위한 시설이나 제도는 장애가 있는 사람이 자신에게 필요한 걸 건의하고 불편한 점은 보완해 달라고 요청하면 더 효율적이다. 무엇이 정말 필요한지는 실제 필요로 하는 사람이 더 잘 알게 마련이다.

1980~1990년대만 해도 시력이 약한 사람이 혼자 다니려면 많은 불편을 감수해야 했다. 나는 열아홉 살까지는 낯선 곳을 갈 때 엄마가 동행하며 내 눈이 되어 주었다. 그러나 언제까지나 엄마가 같이 다녀 줄 수는 없을 거라는 생각에, 스무 살 무렵부터는 혼자서 다니기 시작했다. 낯선 곳을 찾아가려면 긴장이 앞섰다. 그래서 잘 보이지 않거나 모를 때는 망설이지 않고 사람들에게 일일이 물었다.
이제는 처음 가는 곳이라도 미리 인터넷으로 약도를 보고 출

발하면 비교적 쉽게 찾아간다. 대중교통도 자동화 시스템이
잘되어 있어서 한결 편리해졌다. 이젠 내게 길을 묻는 사람
도 많다. 예전에 내가 하도 많이 물으며 다녀서 그 빚을 갚나
보다.

다니다 보면, 시력이 약한 사람이나 몸이 불편한 사람을 위
한 편의 시설이 설치돼 있는 걸 본다. 그중에는 무엇에 사용
하는 건지, 또 어떻게 사용하는 건지 당최 알 수 없는 기구도
있다. 장애인을 위해 설치해 놓았거나 좋은 제도가 있어도
홍보가 제대로 되지 않아서 꼭 필요로 하는 사람이 이용하지
못한다면 안타까운 일이다. 장애인을 위한 편의시설이나 복
지제도는 홍보가 중요하다.

7장

알비니즘은 어떻게 인식되고 있는가

1. 매스컴에선 알비니즘을 어떻게 다루었나

댄 브라운의 소설 『다빈치 코드』가 있다. 베스트셀러로, 영화로도 제작되었다. 『다빈치 코드』를 읽고 나서 댄 브라운의 소설을 모조리 사서 읽었다는 사람도 있었다. 워낙 선풍적인 인기를 끌었고 화제의 중심에 있던 책이라서, 읽어 보지 않고서도 알비니즘이 있는 남자가 등장인물로 나온다는 걸 알았다. 도대체 어떤 내용이고 얼마나 재미있길래 사람들이 소설 하나에 그토록 열광하는지 궁금해서 나도 그 책을 샀다. 처음 몇 장을 읽다 말고 덮어 두었다가 일 년쯤 지나서 마저 읽었다.

이야기는 프랑스 파리 루브르 박물관 내에서 큐레이터가 의문의 죽음을 당하면서 시작된다. 그 살인을 저지른 자가 '실라'라는 알비니안(책에선 '알비노')이다. '실라'가 소설의 주인공도 아니고, 암호 해독, 쫓고 쫓기는 긴박감, 미술 작품에 대한 흥미로운 설명, 성배, 머릿돌, 시온수도회, 오푸스 데이 등등 많은 내용을 다루었고, 반전으로 마무리하며 독자의 흥미를 끈다. 그럼에도 내겐 알비니즘이 있는 남자가 살인을 저지른 내용이 먼저 떠오른다.

영화 〈다빈치 코드〉는 동유럽 여행 중에 볼 기회가 있었다. 버스로 이동하는 시간이 많다 보니 가이드가 중간중간에 비디오 세 편을 틀어 주었다. 독일에서 오스트리아로 갈 땐 〈사운드 오브 뮤직〉을, 헝가리로 가는 도중에는 〈글루미 선데이〉를, 그리고 슬로바키아를 지나갈 때는 가이드가 우리 보고 고르라고 했다. 일행 중 한 아가씨가 앞으로 나가더니 딱히 볼 만한 게 없다며, 그중 고른 것이 바로 이 〈다빈치 코드〉다.

버스에는 각자 자기가 편한 자세로 다음 여행지를 향해서 이동 중이었다. 긴 여정으로 피로해서 잠을 자거나 휴식을 취하는 사람도 있었고, 영화를 보는 사람도 있었다. 나는 차창 밖의 풍경을 열심히 두 눈에 그리고 카메라에 담았다. 이 먼 곳을 언제 또 오겠나 싶어서 바깥 풍경을 놓치고 싶지도 않았거니와 영화를 볼 마음이 전혀 없었다. 일행들 보기가 민망했다. 단지 소설을 영화화한 것이고 나하고는 상관이 없는데도 영화가 나오는 동안 왠지 마음이 편치 않았다. '일행들이 저 알비니안 남자를 보면서 나를 연상하면 어떡하지?' 잠시 이런 생각도 했다.

여행사에서 여러 팀을 모아 가는 패키지 여행이었기에, 사십 명 가까이 되는 인원이 인천공항에서 처음 만나 함께 출발했다. 나는 혼자였고, 내겐 모두 낯선 사람들이었다. 처음에는 나에 대해 전혀 몰랐다가 시력이 매우 약하다는 걸 나중에 알고 이 사람 저 사람이 챙겨 주었다. 내 주위엔 언제나 유쾌한 이야기와 웃음소리가 흘렀고 즐겁게 지냈다.

다들 여행을 많이 한 사람들이라 그런지 적당한 관심과 적당한 배려를 할 줄 알았다. 그래서 여행하는 동안 편하고 좋았다. 일행은 그냥 아무렇지 않게 영화를 봤는데, 내가 잠시 괜한 상상을 한 셈이다.

방송에선 2011년 2월, 알비니즘이 있는 초등학생이 소개됐다. 방송 이후 각종 사이트에 그 학생에 대한 기사가 올라왔다. 나는 인터넷에 올라온 기사를 먼저 봤다. 방송은 부산에 사는 후배 J가 '다시 보기' 해주어서 인터넷으로 봤다. 12살인 소년은 눈부심 때문에 대부분을 집안에서 시간을 보내며 주로 혼자 놀기를 한다. 야구 선수가 되는 게 꿈이지만 시력 때문에 지장을 받는다고 했다. 방송 말미에 안과 다녀온 이야기가 언급되며 점점 시력을 잃어 갈 거라고 한다.

그 방송을 본 알비니안 가족 어느 엄마는 자신의 아이도 나중에 실명하게 되는 줄 알고 너무 가슴 아파 밤새 울었다고 한다. 방송 내용 하나가 그와 같은 상황에 처한 다른 이들의 가슴을 아프게도 하고 절망시키기도 한다. 안과에 따라 진단이 다르게 나오는 것인지, 그 학생의 눈 상태가 그런지는 모를 일이다. 개인에 따라 다른 질환이 겹쳐지면 시력을 잃을 수도 있겠지만 알비니즘 때문에 실명에 이르는 건 아니다.

해외 알비니안에 대한 기사도 있다. 2011년 11월의 어느 날, 조간 신문을 보는데 '아프리카 알비노의 비극'이라는 제목의 기사가 눈에 띄었다. 아프리카에선 알비니즘이 있는 사람들이 주술적으로 이용되며 신체 일부가 거래되고 있다고 한다. 이 때문에 알비니즘이 있는 사람은 항상 살해의 위협을 받고 있으며, 경찰이 보호를 해도 어느 틈에 신체 일부를 잘라 가고, 심지어 죽은 사람의 무덤을 파헤쳐 시체를 훼손하는 일까지 벌어진다는 내용이었다.

'세상에 이런 곳도 있구나. 나중에 행여라도 탄자니아를 여행하려면 나는 필히 머리에 염색을 하고 알비니즘이 있다는 걸 알아채지 못하게 하고 가야겠네.'

내가 언제 그 먼 곳 탄자니아를 여행할 날이 있을지, 그저 막연한 상태에서 잠시 그런 생각을 하며 덤덤하게 넘겼다.

그리고 2012년 2월, 공영방송에서 아프리카 탄자니아에 살고 있는 알비니안의 비참한 삶을 취재해서 방영했다. 알비니즘이 있는 아들을 둔 어느 아버지가 그 방송을 보고 나서 매우 언짢아하며 '알비니즘 가족 이야기' 카페에 글을 올렸다. 공영방송에서 왜 이런 내용을 방영하는지 이해가 되지 않는다며, 그 방송을 시청한 사람들이 알비니즘이 있는 아이들에게 또 다른 나쁜 편견을 가질까 봐 걱정된다고 했다.

나는 그보다 몇 달 전에 신문 기사를 통해서 이미 알고 있던 내용이라서 이번에는 방송으로 제작되었나 보다 생각하며 담담했다. 텔레비전을 즐겨 보지 않다 보니 그런 내용이 방영되는지 몰라서 1부는 못 봤다. 알비니안 가족이 카페에 글을 올려서 알았고, 그날 저녁 2부가 방영되는 걸 보고 있을 때 조카 수희에게서 '이모, 지금 빨리 방송 좀 봐요.'라고 문자 메시지가 왔다.

방송을 보니, 기사를 읽으며 담담하던 때와는 기분이 달랐다. 알비니즘이 있는 자녀가 태어난 지 며칠 되지 않아서 아직 적응을 못하고 걱정만 하고 있는 가족이나, 알비니즘이 있는 자녀가 어린 가족, 그리고 호기심 많은 어린 친구들이 그 방송을 본다면? 순간 섬뜩했다. 차마 방송을 끝까지 볼 수가 없어서 도중에 텔레비전을 껐다. 자신의 행운을 위해 타인의 생존을 위협하고 생명을 무참히 빼앗으며 그렇게 해서 행운을 얻으려 한다면 그게 과연 행운일까? 그건 있을 수 없는 일이며, 있어서도 안 되는 일이다. 내가 직접 방송을 보고 나선 먼저 1부를 보고 분노하던 어느 아버지의 마음을 이해할 수 있었다.

곧바로 시청자 상담실에 전화를 했다. 다음 날 시청자 게시판에 글도 남겼다. 그리고 나서 알비니안 가족을 위해 할 일이 뭐가 더 있을까를 생각하다가 알비니즘에 대해 올바른 이해를 도울 책을 하나 써 보기로 마음먹었다. 그렇게 시작한 것이 바로 이 개정판에 앞서 출간한, '알비니즘인이 말하는 알비니즘의 모든 것'이라는 부제가 달린 『알비니즘』이다.

그 프로그램이 방영된 후 인터넷에도 관련 기사가 여기저기 실렸고, 심지어 포털 사이트에 '알비노 살인'이 검색어 1위 자리를 한동안 차지하기도 했다.

아프리카 지역 알비니안의 비참한 삶에 대한 기사를 접한 우리나라 모 언론사 기자가 한국에도 알비니즘이 있는 사람들이 살고 있을 것이며, 이들의 삶은 어떨지 취재하고 싶어 했다. 당시 나는 모 출판사와 『알비니즘』 원고를 출판 계약한 상태여서 인터뷰를 미루고 싶었다. 그래서 당시 '알비니즘 가족 이야기' 회원 중에 교사로 재직 중인 모 선생님과 인터뷰를 할 수 있게 연결해 주었고, 알비니즘이 있는 사람이 알비니즘이 있는 후배들에게 희망의 메시지를 전하는 기사가 실렸다.

2000년대 이후, 알비니즘이 여러 매체를 통해 소개되는 빈도가 늘면서 사람들에게 조금씩 더 알려지고 있다. 하지만 어느 단면만을 다룬 경향이 있다 보니 자칫 왜곡되거나, 호기심만 유발시킬 수도 있다.

관심 대상이거나 호기심을 불러올 만한 내용이면 방송 소재 거리로 삼기 좋은 조건이다. 알비니즘에 대해서도 방송사별로 몇 군데서 섭외가 왔었다. 희귀난치성질환 목록에 있어서 그런지 주로 의학 관련 프로그램이나 치료비 지원을 해 주는 프로그램이었다. 점차 드라마 소재를 위해서라거나 교양 프로그램 등 다양한 분야에서 알비니즘에 대해 다루고 싶어 한다.

알비니안 가족 모임 초기에는 방송국에서 어느 가족에게 섭외가 오면, 이러이러한 프로그램에서 연락이 왔는데 출연할까 말까 홈페이지 게시판에다 회원들에게 의견을 물었다. 출연을 긍정적으로 생각했던 가족도 회원들이 반대하면 섭외에 응하지 않았다.

2000년대 중반까지만 해도 알비니안 가족이 방송 출연하는 것에 대해 대부분의 회원이 부정적이었다. 그들은 본인이 출연할 의사가 없을뿐더러 다른 회원이 출연하는 것조차 못마땅해하며 적극 반대했다. 방송 출연 후에 겪게 될 주위의 관심이나 시선을 미리부터 염려했기 때문이다. 알비니즘에 대해 좀 더 알릴 수 있는 계기가 되지 않을까 하고 긍정적으로 생각한 회원은 소수에 불과했다. 긍정적으로 생각하는 입장에선 누가 출연하든 안 하든 상관이 없다. 그러나 반대하는 회원들이 우려하는 게 무엇인지를 충분히 이해하기 때문에 출연 섭외에 신중하게 대처했다.

차츰 시간이 흐르면서 사람들의 의식도 서서히 변한다. 알비니즘이 있는 사람이 출연하거나 알비니즘에 대해 방송에서 다루어 주면 사람들이 더 잘 이해해 주지 않을까 하는 막연한 생각을 하는 회원이 늘고 있다. 무조건 반대하고 부정적으로만 생각하던 회원도 생각의 변화가 온 건지 반대하는 목소리가 적어졌다. 이미 기사에 실리거나 방송에 출연한 사람도 몇 된다. 이젠 알비니안 가족이 방송이나 기사 인터뷰에 응할지 말지, 회원들에게 의견을 물어보는 일도 드물다.

나는 예전이나 지금이나 알비니즘이 질병이나 환자를 다루는 프로그램에 소개되는 건 원치 않는다. 방송 제작에 대해 잘은 모르지만 제작 의도에 따라 만들고 촬영할 것이다. 시청자들 입장에선 질환을 다루는 프로그램에서 보게 되면 '알비니즘이 있는 사람은 환자'라는 공식으로 더 각인될 것이고,

지원을 받아야 하는 프로그램에서 본다면 동정심이 유발되고 가난과 어려움이 더 기억에 남을 것이다. 그렇기 때문에 질환과 환자를 다루는 프로그램이나 지원을 받아서 치료비를 지원하는 프로그램에는 응하지 않았으면 한다. 그와 같은 프로그램에서 섭외가 오면, 치료비가 많이 드는 다른 질환자에게 지원이 되길 바란다는 뜻을 전했다. 그리고 알비니안 가족에게도 그런 내 의사를 밝혔다.

알비니안 가족에게 방송 출연 섭외나 인터뷰 요청이 온다면 어떤 분야, 어떤 취지인지를 충분히 검토한 후에 결정하는 게 좋겠다. 본의 아니게 다른 많은 알비니안 가족에게도 영향이 미칠 수 있기 때문이다.

또 한 가지 당부하고 싶은 건, 방송이나 기사 인터뷰를 할 때 자신이 겪은 고통이 마치 알비니안 가족 모두가 겪는 일인 것처럼 말하지 말아야 한다는 점이다. 알비니즘이 있다고 해서 모두 고통 속에 살지는 않는다. 누구 못지않게 행복하게 잘 살아온 사람도 많다. 내가 살아온 삶이 모든 알비니안 가족의 삶을 대변하는 것은 아니라는 점을 염두에 두어야 한다.

방송, 언론, 소설 등 문화 콘텐츠 분야에서 알비니즘을 소재로 삼고자 한다면 단순한 호기심거리로 이용하지는 않기를 바란다. 우스갯거리를 만드는 것도 원치 않는다. 알비니안 가족의 마음을 다치지 않도록 하는 것이 우선시되어야 한다. 알비니즘을 이해하는 데 도움이 되고, 알비니안 가족에게 유익한 것이라면 더욱 좋지만, 적어도 피해를 주거나, 불쾌감을 주지는 말아야 한다. 취재를 하거나 인터뷰어들도 이런 점에 유념해서 임했으면 한다.

2. 보험사는 알비니즘을 어떻게 대하는가

 알비니즘이 있으면 보험 가입에 제약이 따른다. 임신 중에 태아 보험을 가입한 경우는 그나마 보험 혜택을 받지만, 태어나서 '알비니즘'이라는 확진을 받으면 보험 가입이 쉽지 않다. 2000년대 중반까지만 해도 '알비니즘'을 고지하면 가입 자체를 거절하는 보험사도 많았다. 일부 보험사에서는 시력에 관한 질병과 피부암에 대해 부담보 조건으로 보험 가입을 허용하기도 한다.

 그러나 알비니즘은 보험사에서 그렇게 꺼려야 할 대상은 아니다. 시각 장애가 있다고 해도 전혀 못 보는 것은 아니다. 또한 알비니즘이 있다고 해서 안 질환에 취약하지는 않으며, 다른 질병에 더 자주 걸리는 것도 아니다. 더러 운전을 하는 사람도 있지만 대부분은 운전할 시력이 아니라서 교통사고를 일으킬 확률도 낮다. 과격한 운동이나 위험한 현장 일을 하는 경우도 드물다. 보통 사람들에 비해 오히려 사고를 발생시킬 위험이 적은 편이다.

 자외선이 강한 아프리카 일부 후진국에선 자외선차단제를 사용하지 못하여 피부암에 걸려 사망하는 사례가 있다고 하나, 우리나라는 자외선차단제를 사용하는 것이 어렵지 않다. 자외선차단제 종류도 다양하고 효과도 좋다.

보험사마다 정하는 내부 기준이 있겠지만, 알비니즘 때문에 보험 가입을 거절당해야 할 이유는 없다.

이미 가입을 한 사람들과 아직 가입을 하지 못하고 있는 사람들이 보험 가입에 대해서 정보를 공유할 필요가 있으며, 이후에 태어나는 알비니안을 위해서라도 불이익을 당하지 않도록 가능한 방향을 모색할 필요가 있다.

나는 1990년대 초, 암 보험에 가입했었다. 당시는 내가 알비니즘이 질환이라는 사실을 몰랐다. 그래서 알비니즘을 고지하지 않았고, 아무런 제약 없이 가입했다. 십 년 만기 환급형이라서 만기에 환급금을 받았다.

그 후론 보험에 가입하지 않았다. 지인들은 암 보험과 실비 보험 각각 하나 정도는 있어야 한다고 말한다. 그걸 모르는 바는 아닌데 미적거리다 쉰 살이 넘어 버렸다. 알비니안 가족들에게서 보험 가입에 제약이 따른다거나 가입 자체를 거절당하기도 한다는 사실을 알고 나니, 보험 가입 신청을 하고 싶은 마음이 아예 없었다. 다행히 지금까지 큰 질병은 없었기에 감사할 따름이다. 앞으로도 큰 질병 없이 살다 가면 좋겠다. 그런 행운을 기대한다.

3. 장애인 등록에 대하여

　2000년대 초반만 해도 알비니안 가족이 장애인 등록에 관해 갑론을
박했지만, 이제는 시각 장애인 등록을 하는 것에 대해 당연하게 여긴
다. 장애가 있으니까 장애인 등록을 하는 것이므로 그리 새삼스러운 일
은 아니다.

　시각 장애인 등록은 대학 병원 안과나 안과전문 병원 전문의 진료를
받고, 의료기관에서 발행한 장애진단서, 경우에 따라선 6개월간 치료
경과기록지 및 해당 검사자료 등을 첨부해서 거주지 읍·면·동 주민센
터에서 '장애인 등록 및 서비스 신청서'를 작성하고 장애인 등록 업무 절
차에 따라 진행한다. 병원에서는 진단을 하고, 국민연금공단에서 심사
를 한다.

　장애인 등록 신청은 본인이 하는 것이 원칙이나, 18세 미만이거나 거
동이 불편하거나 본인이 신청하기 어려운 경우에는 보호자가 대신할
수 있다. 장애인 등록과 관련 궁금한 사항은 보건복지콜센터 국번 없이
129번으로 전화를 해서 문의하거나, 거주지 읍·면·동 주민센터를 방
문해서 더 상세한 안내를 받으면 된다.

다섯 살 미만일 때 등록하려면, 대학병원 안과나 안과 전문 병원에서 6개월 이상 진료 받은 기록이 있어야 한다.

시각 장애인 등록을 하면, 저시력 보조기구를 구입할 때 정부 지원을 받고, 집에서 가까운 학교로 우선 배정받는다. 장애 정도가 심하면 등하교 및 외출 동행 등 활동보조를 지원받을 수 있다.

알비니즘은 희귀난치성질환 등록을 하면 산정특례를 적용받아서 안과나 피부과 의료비를 지원받는다. 희귀난치성질환 등록하려면, 대학병원 안과나 피부과 전문의에게서 알비니즘 확진 받은 다음, '건강보험 산정특례 등록신청서'를 작성해서 국민건강보험 공단에 제출하면 된다.

알비니즘에 대한 희귀난치성질환 정보는 다음과 같다. 질환명은 '한글명: 백색증, 영문명: Albinism, 항목분류: 내분비, 질병 코드: E70.3, 산정특례 코드: V117'이다.

* 장애인 등록 절차나 장애인 복지 혜택에 관한 정보는 시간이 지나면서 바뀔 소지가 있는 내용이다. 따라서 해당 시기에, 해당 기관에다 직접 문의를 하는 것이 가장 정확한 정보를 얻는다.

장애인 등록은 언제쯤 하는 게 좋을까? 어차피 등록할거면

어려서부터 하고 도움을 받는 게 낫다고 생각하는 부모도 있고, 아이가 나중에 알고 나서 상처받을까 봐 못하고 있다는 부모도 있다.

알비니즘은 선천적이나, 진행성이 아니며 치료비가 많이 드는 질환도 아니다. 그러므로 장애인 등록을 어렸을 때 할지, 자녀가 성장할 때까지 미룰 것인지는 부모가 마음먹기에 달렸다.

그러면 알비니즘은 시각 장애 등급을 어려서 받는 것이 나을까? 아니면 성장한 후에 받는 것이 나을까? 알비니즘은 시력 변화가 크지는 않지만, 나이 먹으면서 조금 약해지는 사람도 있다. 그리고 어려서 시각 장애 등급을 받았어도 어느 시기가 되면 재판정 심사를 받는다. 장애인 등록을 어려서 하는 게 낫다거나, 성장한 후에 하는 게 낫다고 단정할 수는 없다. 다만 세월이 흐르면서 장애인 복지제도도 달라지는 내용이 생길 수 있기에 장애 등급 기준이 달라질 수는 있다. 그렇긴 해도 자녀가 장애에 대해 아무것도 모르는 어렸을 때 부모가 결정해서 등록하는 것보다, 장애에 대한 개념을 이해하고 스스로 결정할 나이가 될 때까지 등록 시기를 보류했으면 한다.

스스로 결정해서 등록한 것과 어렸을 때 부모가 이미 등록해 놓은 걸 뒤늦게 알게 되는 것에는 차이가 있다. 아이가 성장해서 자신이 장애인 등록이 되어 있다는 사실을 뒤늦게 알고 긍정적으로 받아들이면 다행이지만, 마음에 상처를 입을 수 도 있다는 점을 염두에 두고 등록 시기를 신중히 결정했으면 좋겠다.

2부

더불어 살아가기

1. 든든한 가족은 훌륭한 주치의다

알비니안 가족 오프라인 모임 때 어느 분이 나에게 말했다.

"장순화 님 부모님은 장순화 님을 어떻게 키우셨는지 궁금해요. 우리 아이도 장순화 님처럼 자랐으면 좋겠어요."

나의 어떤 점을 보고 그렇게 말했는지는 모르지만 내겐 참 듣기 좋은 칭찬이었고, 내가 부모님을 욕되게 하진 않았구나 싶어서 뿌듯했다.

태어날 때부터 하얀 머리여서 사람들로부터 많은 관심을 받았고, 선천적으로 시력이 매우 약해서 글씨든 사물이든 아주 가까이서 봐야만 알아보는 시력으로 생활하는 내가 밝고 긍정적인 성격으로 씩씩하게 살아올 수 있었던 건 가족들이 든든하게 버팀목이 되어 준 덕분이다.

성격이나 생각, 삶의 지혜, 이 모든 면에서 엄마에게 가장 많은 영향을 준 사람은 외할머니일 게다. 여기에 외할머니에 얽힌 일화를 하나 소개할까 한다.

내가 스물세 살 때의 겨울, 크리스마스 무렵의 일이다. 서울에 볼일이 있어서 당일로 다녀가려고 했는데, 볼일은 남았고 막차 시간이 거의 다 되었다. 그냥 집으로 내려가자니 다시 또 올라와야 하고, 자고 일

마치고 내려가자니 묵을 만한 곳이 마땅히 없을 때여서 숙소를 알아볼까 아니면 집에 갔다가 다시 올까 결정하지 못한 채 일단 터미널 방향으로 향했다. 그 당시엔 시외버스터미널이 마장동에 있었는데, 나는 신설동에서 제기동 쪽으로 부지런히 걷고 있었다. 일 년 중 해가 가장 짧을 때라서 저녁 여섯 시 전인데도 날은 이미 어두웠다. 길거리를 지나치는 많은 사람들 속에서 갑자기 내 앞에 한 아주머니가 다가와 서며 알은체를 한다.

"아가씨, 혹시 어릴 때 강원도 살지 않았어요?"

나를 보고 대뜸 '강원도'라는 말이 나오는 걸로 보아 나를 아는 사람인 것 같은데, 나는 잘 모르는 얼굴이다.

"어떻게 아세요?"

그랬더니 아주머니가 반색을 하며 외할머니 이야기를 한다. 보따리 장사를 할 때 우리 외가가 있는 마을에 오면 늘 외가에서 묵으며 신세를 지곤 했는데, 당시 아기였던 나를 본 기억이 있어서 쉽게 알아볼 수 있었다고 한다. 부모님이나 언니들 따라 외가에 종종 놀러 갔는데 아마 그때 본 모양이다. 이십 년도 더 지났는데 길에서 이렇게 우연히 만나게 되었다면서 너무나 반갑다고 했다. 바쁜 길이 아니면 잠시 가게로 가자며, 그 근처 아주머니가 운영하던 식당으로 나를 안내했다.

아주머니는 젊어선 보따리 장사를 하다가 서울에서 식당을 차렸다면서 따끈하고 맛있는 저녁상을 차려 주었다. 그날 밤 아주머니 가게에서 자고, 다음 날 아침밥까지 얻어 먹고 볼일도 마저 보고 집으로 내려갈 수 있었다.

"○○네는 머리 하얀 애를 낳았대. 머리도 하얗고, 살갗도 하얗고⋯⋯."

내가 태어나자 동네방네 소문이 나서 어느 집 누구 딸이라는 걸 그 동네는 물론이고 인근 지역 사람들까지 다 알았다. 머리를 염색하지 않고 그냥 두었기에 나를 한 번만 봐도 기억하기 쉬웠다. 부모님은 온갖 소문을 감수하면서 내 모습 그대로 자유롭게 키웠다. 감추거나 숨기려고 하지 않았다. 아기의 하얀 머리가 창피하다고 쉬쉬하고 숨기며 집안에만 두었다거나 낯선 사람에게 보이는 걸 꺼려했다면, 그 아주머니가 나라는 존재를 몰랐을 것이다.

외할머니는 내가 다섯 살 무렵 돌아가셔서, 외할머니에 대한 기억은 별로 없다. 어른들 말씀에 의하면, 외가를 지나가는 사람 누구라도 맨 입으로 그냥 가는 일 없게 대접을 했고, 길나서면 고생이라며 잠자리가 필요한 사람은 재워 주고 먹을 걸 챙겨 주던 인정 많고 점잖고 침착한 분이셨다. 돌아가신 후에도 외할머니에 대해 좋지 않게 말하는 사람은 단 한 명도 없었다. 외할머니의 그런 성품을 물려받은 엄마는 인자하고 자상하고 따뜻하면서도 의지가 굳은 분이셨다. 아버지는 술 좋아하고, 사람 좋아하고, 인정 많고, 호방한 성격이었다.

부모님은 막내딸이 머리 색깔과 피부가 남들과 달리 하얗다고만 생각했고, 알비니즘에 대해선 전혀 몰랐다. 하지만 그래서 오히려 아무런 편견 없이 나를 대했고 평범하게 키우면서도 특별하게 아끼고 존중해 주었다. 그래서 난 특별하고 소중한 존재인 줄 알고 자랐다.

어린 시절, 엄마와 외출할 때면 자석에 이끌리듯 새까맣게 내 주위를 감싸고 구경꾼들이 따라왔지만 엄마는 꿋꿋하게 나를 데리고 다녔다. 사람들이 그렇게 떼거리로 몰려오니 속으론 두렵기도 했을 텐데 엄마는 언제나 조용하고 의연했다. 따라오는 사람들에게 언짢은 기색을 비치지도 않고 묵묵히 앞만 보고 걸었다. 난 엄마가 곁에 있으니 그저 든든하고 좋았다.

어릴 땐, 엄마는 그럴 수 있는 사람이라고 당연하게 여겼다. 그러나 나중에 알비니안 가족 알고 나서야 비로소 깨달았다. 그 상황에선 우리 엄마처럼 그렇게 의연하고 꿋꿋하기가 얼마나 어려운 일인가를…….

아버지는 남의 시선을 의식하지 않는 분이었기에 의연하게 대처할 수 있었다고 생각한다. 하지만 엄마는 늘 다른 사람을 먼저 생각하고 배려하며 조심성이 많은 분이었는데, 자그마한 체구 어디에 그렇게 담대한 면이 있었는지 지금 생각해도 정말 놀랍다.

엄마는 내가 마흔 살 때 저세상으로 가셨다. 그해 가을, 부산 엄마 집에 갔다가 수원으로 돌아올 준비를 하며, 식사 후 드실 약을 챙겨 드리는데 나직한 목소리로 말씀하셨다.

"네가 제일 불쌍하지."

뜬금없는 말씀에 나도 모르게 말대꾸가 나왔다.

"내가 왜 불쌍해? 나 하나도 안 불쌍해. 나보다 더 불쌍한 사람이 얼마나 많은데."

엄마는 더 이상 다른 말씀 없이 입술을 꼭 다물었다. 그로부터 한 달 후, 자리에 몸져누운 지 이틀 만에, 노란 은행잎이 황금가루를 쏟아 놓은 듯한 가을 끝자락 이른 아침에 친정 남동생과 딸, 사위, 외손주들이 보는 가운데 여든의 나이로 조용히 눈을 감았다.

부모님은 내가 남들과 외모 색깔이 달라서 행여 놀림을 받거나 업신여김을 당할까 봐 염려했으며, 식구들이 내게 함부로 대하지 못하게 했다. 식구들이 함부로 대하면 남들도 그렇게 대해도 되는 줄 안다며, 늘 "집에서 귀하게 하는 자식이라야 남도 함부로 하지 않는다."고 말씀하셨고, 그런 마음으로 나를 키웠다. 내게는 언제나 각별한 사랑을 아낌없이 주었다.

아들을 귀히 여기던 시절인데 외아들인 오빠보다 내가 우선이었고, 언니들은 언제나 뒷전이 되었다. 부모님의 사랑을 오빠 언니들이 받아야 할 몫까지 내가 다 받았다고 해도 과언이 아니다. 그래도 형제들은 시샘이나 질투 한번 없이 나에게 많은 것을 양보하고 배려해 주었다. 지금도 여전하다. 조카들까지도 막내이모에게 각별하다. 조카들은 나의 친구이자 보호자이며, 길동무이고 말벗이다.

나로 인해 자신의 이름보다 '백색 아버지', '백색 엄마', '하얀 머리 애누구'로 사람들에게 불리고 기억되지만, 내게 단 한 번도 불평한 적이 없다. 동행하다 보면 나 때문에 많은 시선을 받아도 기꺼이 감수하며 아무렇지 않게 대처해 주었다. 내가 알비니즘을 의식하지 않고 살아갈수 있는 것은 알비니즘이 내게 아무런 문제가 되지 않도록 살펴 주고 배려한 가족들 덕분이다.

지금은 알비니즘이 있는 자녀를 데리고 외출을 한데도 그 옛날 우리 가족이 겪은 그런 상황을 맞을 일은 없다. 물론 아직도 시선을 한 번 더 받고 이런저런 질문을 받겠지만, 몇 십 년 전보다는 훨씬 덜하다.

'알비니즘 가족 이야기' 카페에서 엄마들이 사람들의 시선 때문에 힘들어하거나 마음 아파하는 걸 보면서 따뜻하게 감싸 주기보다는, 그 정도쯤은 아무 일도 아니라고 생각했다. '우리 엄마는 그보다 훨씬 더 심한 상황도 견뎠는데, 그 정도쯤이야.' 하는 마음이 내재해 있나 보다.

누구나 자신에게 닥친 문제가 가장 크고 힘들게 여겨지기 마련이다.

알비니안 가족 모임에서 참 좋은 현상은 아빠들의 동참이다. 알비니즘 카페와 오프라인 모임에 적극적으로 참여하여 자녀에게 도움이 되는 방법을 모색하려고 노력한다. 아이에게 든든한 보호자가 되어 주는 것은 물론이고, 친구가 되어 주고 아내에게 힘을 실어 주는 모습을 보면 참으로 고맙다. 속상하고 힘들 때도 있겠지만, 좀 더 강해지려고 노력하는 모습이 보인다.

부모는 알비니즘이 있는 자녀가 불편할 것 같아 마음을 쓰지만, 내가 살아오면서 느낀 건 나보다 식구들이 더 많은 불편을 겪고 희생한다는 점이다. 가족들은 우리가 외모나 시력 때문에 불편해하는 게 마음에 걸리고 미안해하지만, 우리 입장에선 여러 불편함을 감수하며 곁에 있어 주는 가족에게 도리어 미안하고 한없이 고맙다.

알비니즘이 의학적으로는 아직 치료법이 없을지라도 부모 형제들의 한결같은 사랑과 당당하게 대처하는 마음이 버팀목이 되고 자양분이 되며 사회 일원으로 씩씩하게 살아가는 데 필요한 원동력이 된다. 든든한 가족은 훌륭한 주치의다.

2. 부모가 먼저 해야 할 일은 당당한 부모가 되는 것

　자녀가 알비니즘을 가지고 태어나면 부모로서 먼저 해야 할 일은 무엇이라고 생각하는가? 알비니즘이 무엇인지 알아보고 치료법을 이리저리 찾아보는 것? 어떻게 키워야 하나, 무엇이 문제인가 고민하는 것? 남들이 알까 두려워 아무도 모르는 곳으로 이사 갈 준비를 하는 것? 우리나라보다 시선을 덜 받는 외국으로 이민 갈 준비를 하는 것?

　먼저 할 일은 그런 것들이 아니다. 부모가 먼저 할 일은 당당한 부모가 되는 것이다. 당당한 부모가 되기 위해선 어떤 마음가짐이 필요할까?

인정

　현실을 직시하는 것이다. 알비니즘이 있는 자녀의 머리카락 색깔이나 피부 색깔 그리고 시력은 자라면서도 별반 달라지지 않는다. 달라지지 않는 부분에 대해선 빨리 인정하고 받아들이는 것이 현명하다.

　보통 아이들과 다르게 태어나게 한 것에 대한 죄책감을 가지고 아이를 대하지 말아야 한다. 겉으로는 아무렇지 않은 척, 태연한 척하면서 마음속으로 속앓이를 하는 가족도 있을 것이다. 그러면 건강한 가족 관계를 유지하기 힘들다. 표면적으로는 아무 문제 없는 듯해도 시간이 지나면서 결국 다른 방향으로 곪아 터진다. 부모는 부모대로 마음의 병을 앓고, 우울증이나 가정폭력 등으로 이어질 수 있다. 자녀는 자녀대로 비관적이 되거나, 자기 비하를 하며 자학하기 쉽다. 부모가 현실을 인정하고 받아들여야 자녀도 긍정적인 마음을 갖는다.

적응

1960~1970년대에 비하면 많이 나아지고는 있지만, 아무래도 아이의 외모 때문에 남의 시선을 한 번 더 받게 된다. 인형 같다며 예쁘게 봐주는 사람이 있는가 하면, 아이와 어떤 사이인지, 머리 색깔이 왜 그런지 질문 공세를 받는 일도 빈번하다. 시선을 떼지 못하는 사람들, 이상한 눈빛으로 바라보는 사람들, 과도하게 관심을 보이는 사람도 있다. 옆을 스쳐 지나간 사람을 뒤돌아보면 서로 마주 보게 되는 상황도 맞닥뜨린다. 불쾌하고 불편하더라도 감내하고 적응해야 한다. 일일이 상대에게 발끈하거나, 화를 삭이거나, 당황하고 불편해하면 적응하기 어렵다. 적응하지 못하면 엉뚱한 곳에 화풀이를 하게 된다. 이런 부모 밑에서 자라면 매사에 부모 눈치를 살피며 소심하고 소극적인 성격이 되기 쉽다.

부모가 먼저 다른 사람을 이해해야 한다. 사람들이 알비니즘에 대해 잘 모르니까 그럴 수 있다고 생각하자. 그러면 과도하게 관심을 보이는 사람들에게도 유연하게 대응하게 되며, 자녀 또한 어떠한 상황에서도 유연하게 대응하는 사람으로 성장할 것이다.

191

편견 없는 마음

아이에게서 조금만 이상한 점을 발견해도 '알비니즘 때문에 그런가?' 라고 생각하고, 어디가 아파도 '알비니즘이 있어서 그런가?' 하고 의심하게 된다. 이처럼 자꾸 알비니즘과 결부시켜 생각하기 쉽다.

그러나 알비니즘이 없는 아이들도 자라면서 여러 가지 일을 겪는다. 아플 때도 있고, 따돌림을 당하기도 하고, 어린이집이나 유치원, 학교에 가기 싫어할 때도 있다. 성장통을 앓기도 하고, 사춘기를 심하게 겪기도 한다. 더하고 덜하고는 개인의 차이다. 알비니즘이 있는 아이들도 이와 별반 다르지 않다.

자녀에게서 무엇인가를 발견할 때마다 먼저 알비니즘과 결부시키지 말고, 자라는 과정에서 겪는 일이라고 생각하자. 자꾸 알비니즘과 연관지어 생각하다 보면 편견을 갖게 마련이다. 부모나 가족부터 편견을 갖는다면, 누가 그 아이를 편견 없이 대하겠는가?

대범함

알비니즘이 있는 아기와 동행하다 보면 별별 일을 겪는다. 듣기 거북한 질문을 받기도 하고, 언짢은 소리가 귀에 들려오기도 한다. 원치 않는 시선을 한 몸에 받을 때도 있다. 때로는 들어도 못 들은 척, 사람들 시선이 머물러도 아무렇지 않게 넘기며 대범해야 한다. 일일이 마음을 쓰면 신경이 예민해지고 상처받기 쉽다. 부모도 힘들고 아이도 불편하다.

알비니즘이 남에게 피해를 입히는 것은 아니니 주눅들지 말고 대범해야 한다. 그런 부모에게서 자란 아이가 커서도 대범하게 대처하고 적극적으로 살아갈 가능성이 크다.

떳떳함

알비니즘이 있다는 것이 창피한 일도, 부끄러워할 문제도 아니다. 누구 앞에서도 떳떳해야 한다. "내 딸입니다." 혹은 "내 아들입니다."라고 소개하는 것만으로도 아이에겐 힘이 되고 든든하다. 부모니까 내 자식이라고 말하는 것이 당연한데도 경우에 따라선 큰 용기가 필요하다. 가족이 남들 앞에서 언제나 떳떳하게 대해 주면, 자녀에게 큰 힘이 된다는 걸 명심하자. 떳떳하고 당당하게 키우면 그 자녀 또한 떳떳하고 당당하게 살아간다.

알비니즘이 있는 자녀가 당당하게 살아가길 바란다면, 부모가 먼저 할 일은 당당한 부모가 되는 것이다.

3. 알비니즘이 있는 자녀에게 배려할 점

'자식은 애물단지'라는 말도 있다. 자식 때문에 애를 태우고 속이 썩을 때도 있겠지만, 사랑스럽고 소중한 존재임은 틀림없는 사실이다. 열 손가락 깨물어 안 아픈 손가락 없다지만, 깨물지 않아도 아픈 손가락이 있다. 장애가 있거나 어딘가 부족한 면이 있는 자식은 부모에게 있어서 아픈 손가락이다. 아픈 손가락은 조금만 건드려도 더 아리고 쓰리다.

이처럼 장애가 있거나 어딘가 부족한 면이 있는 자식일수록 마음이 더 쓰여 보호해 주려고 한다. 그러나 보호하고 배려한다고 이것저것 다 해 주다 보면, 자녀를 의존적이고 나약하게 만들기 십상이다. 따라서 스스로도 잘할 수 있게, 잘 살아갈 수 있게 하는 것이 진정으로 자녀를 위하는 길이다. 아이의 잠재력을 믿어 줘야 한다. 그렇다면 자녀를 위한 배려에는 어떤 것이 있을까?

장난거리로 대하지 않는다

친한 사람들이나 친지들과 이야기하다 보면 알비니즘이 있는 자녀에 대해서도 무심코 이런저런 이야기를 할 때가 있다. 아이의 외모 때문에 겪은 일화나, 시력이 약해서 실수한 걸 가지고 아무렇지 않게 우스갯소리 하기 쉽다. 그러나 이런 건 되도록 삼가야 한다. 자녀가 가족에게서 상처를 받는다. 누구보다 자신을 잘 알고 보호해 준다고 믿는 가족인데, 자신을 우스갯거리로 만드는 것 같아 마음이 상한다.

시력이 약하다는 걸 알고, 보는지 못 보는지 시험해 본답시고 장난을 쳐서도 안 된다. 가뜩이나 약한 시력 때문에 불편을 겪는데, 그걸 가지고 재미 삼아 장난을 친다면 마음 상하고 위축되기 쉽다. 남이 주는 상처는 무시할 수도 있고 시간이 지나면 잊히지만, 가족한테 받는 상처는 무시할 수도 없고 쉽게 잊히지도 않는다.

어린 시절 내가 실수를 하면 엄마는 '안 보이는 저는 오죽 답답하겠냐'하며 나를 다독이고 이해해 주었다. 엄마는 가족들에게 "애 속상하지 않게 하라"고 당부했다. 어릴 때는 속상하지 않게 하라는 엄마 말씀이 재미있다며 웃었다. 이제는 안다. 엄마는 내가 가족에게서 상처받지 않도록 배려했음을…….

사용한 물건은 제자리에 둔다

나는 다른 사람이 둔 물건을 찾을 때는 허둥댄다. 어릴 땐 아예 찾을 생각도 않고 그저 엄마만 불러댔다. 내 물건을 찾을 때도, 필요한 물건을 찾을 때도 무조건 엄마부터 찾았다. "엄마!" 이 한마디면 다 해결되었기 때문이다. 언제든, 어디에 계시든 내가 부르면 달려와 척척 찾아주었다.

이십 대 초반일 때의 어느 날이다. 그날도 난 뭔가를 찾느라 엄마를 불렀다. 엄마는 밖에서 일하다 말고 달려와서 찾아 주면서, 그날은 조용히 한마디 하셨다.

"사람부터 불러대지 말고 어디에 있을 만한 물건인지 먼저 찬찬히 생각을 해 봐라."

이제는 집이나 사무실이나 내가 둔 것은 무엇이 어디 있는지 서랍 안에 있는 것까지 보지 않고도 안다. 어두운 밤에 불을 켜지 않고도 찾을 수 있다. 그러나 누군가가 사용하고 다른 곳에 두면 여기저기를 뒤지며 찾아야 한다. 가까운 곳으로 옮겨 놓아도 늘 두던 자리부터 찾게 되니, 그 자리에 없으면 앞에 두고도 온 사방을 살피고 찾느라 고생한다.

자녀가 자기 방이나 자기가 쓰는 물건은 스스로 정리 정돈하게 하자. 도와준답시고 치워 주면서 정리하고 자녀가 해 놓았던 대로 두지 않으면, 나중에 찾느라 더 고생하기 때문에 오히려 도움이 안 된다. 자녀가 잘 어질러 놓는 성격일지라도 스스로 정리하도록 하자.

또한 사용한 물건은 제자리에 두는 습관을 들이자. 가족이 여럿이다 보면 각자 사용하고 아무 곳에나 두기 쉽다. 사용 후 제자리에 두는 습관을 들이면 무엇 하나 찾느라 이리저리 뒤지지 않아도 되고, 나처럼 엄마를 불러대지 않아도 된다.

혹자는 사람이 사용한 물건을 어떻게 늘 제자리에 둘 수 있느냐고 반문할 것이다. 그러나 사람이기 때문에 그게 가능하다.

외출할 때는 거리를 가깝게 유지한다

알비니즘이 있는 자녀와 나들이할 때는 거리를 가깝게 유지해야 한다. 복잡한 곳에선 팔짱을 끼는 것도 편하다. 인파가 많은 곳에서 잠시 자리를 떠야 할 때나 가던 길을 멈추고 뭔가를 살펴보려고 할 때는 말을 하거나, 팔을 잡는 등의 신호로 먼저 알려 줘야 한다. 그래야 나중에 서로 당황스러운 일을 겪지 않는다. 알아서 따라오겠거니 하고 제 볼일 보러 갔는데 아이는 다른 길로 가거나, 아이는 구경거리가 있어서 멈춰 섰는데 부모는 계속 걸어가는 바람에 서로를 놓칠 수도 있다. 자녀는 부모가 시야에서 보이지 않으면 당황하게 된다. 항상 가까이 걷거나, 손을 잡거나, 팔짱을 끼면 서로 놓치는 일은 없다.

어릴 때뿐만 아니라 성인이 된 후에도 마찬가지로 외출할 때는 서로 거리를 가깝게 유지해야 한다. 동행자에 대한 배려 없이 제각각 다니려면 차라리 혼자 다니는 게 편하다. 서로 찾느라 신경 쓰지 않아도 되기 때문이다.

시력이 약한 사람과 외출할 때는 동행하는 사람이 눈에 잘 띄는 옷을 입는 것이 도움이 된다. 인파 속에서도 옷으로 알아보기가 낫다. 무늬가 있는 옷은 색상 대비가 크면서 밝은색이 좋고, 평소 눈에 익숙한 옷도 좋다.

집안 경조사 때 따돌리지 않는다

살아가다 보면 큰일을 치러야 할 때도 있고, 남의 큰일에 갈 일도 생긴다. 큰일을 치르려면 혼자서 할 수 있는 일이 아니다. 도움을 주기도 하고, 받기도 해야 한다.

그러므로 자녀가 어느 정도 성장해서 경조사가 어떤 일인지 알고, 가서 도울 일이라도 있을 정도가 되거든 경조사에 함께 참석하자. 갈 자리가 아닐 때는 어쩔 수 없지만, 데리고 가도 되는 자리라면 같이 가서 자연스럽게 경조사 예법도 배우게 하자.

인사성을 길러 준다

예전에 내 사무실이 있던 근처에 작은 슈퍼마켓이 있었다. 가계 주인 아저씨는 인사성이 좋고 깍듯한 분이었다. 거리에서 보게 되면 내가 미처 알아보기도 전에 항상 내 앞으로 가까이 와서 허리 굽혀 인사해 주셨다. 한번은 조카 현이와 걸어가고 있는데 길에서 그 아저씨를 마주쳤다. 역시나 가까이 와서 인사하고 지나가신 아저씨를 보며 조카는 환한 표정으로 말했다.

"그 아저씨 센스 있으시네. 이모가 못 알아볼까 봐, 코앞에 와서 인사하시잖아!"

사람들이 다 그분 같다면 시력이 약해서 먼저 알아보지 못한데도 크게 염려할 게 없지만, 아쉽게도 그런 분은 많지 않다. 몇 번 먼저 인사하다가 잘 알아보지 못하는 것 같으면 그담부턴 보면서도 외면하고 지나치는 사람들이 부지기수다.

알비니즘이 있는 사람들은 누군가가 먼 거리에서 고개만 까딱하거나 눈인사만 한다면 모르고 지나치기 때문에 인사를 해도 안 받거나, 보고도 못 본 척하는 도도한 사람으로 오해받기 쉽다. 안타까운 일이다.

자녀에게 어릴 적부터 인사성을 길러 주자. 그래야 사회생활에도 도움이 된다. 알아보지 못해서 인사를 못하는 건 어쩔 수 없는 일이지만, 알면서도 그냥 지나치는 일은 없도록 하자. 그리고 마주 보며 하는 인사 못지않게 메시지나 전화 상에서의 인사 예의도 중요하다.

가뜩이나 인사성 없는 사람으로 오해 받기 쉬운데 소홀히 하다간 정말로 인사성 없고 예의 없는 사람인 줄 안다. 평소 인사성이 바르면 못 보고 지나치더라도, '저럴 사람이 아닌데 아직 알아보지 못하고 있나

보다.' 하고 상대가 이해를 한다.

자립심을 길러 준다

자녀가 어딘가 부족하거나 불편함을 겪는다면 부모는 마음이 아프다. 자녀에게 도움이 되는 것이라면 무엇이든 해 주고 싶을 것이다. 자녀가 조금이라도 더 편하게 살아가게끔 해 줘야만 한다는 사명감을 갖는 부모도 많다. 물론 보호도 좋고, 도와주는 것도 좋다. 하지만 자녀와 끝까지 함께할 수 있는 건 아니기에, 부모가 이 세상을 떠난 후에도 꿋꿋하게 살아갈 수 있도록 자립심을 길러 주는 게 더 중요하다. 그게 자식에 대한 진정한 배려다.

부모가 뒤에서 도와주더라도 자기 일은 자기가 선택하고 결정할 수 있도록 믿어 줘야 한다. 스스로 할 수 있는 일까지 다 해 주면 적극성이 떨어진다. 수동적이 된다. 그렇게 성장하면 사회생활에선 지시를 해야만 마지못해서 한다. 시키면 시킨다고 못마땅해하면서도, 알아서 하라고 하면 뭘 해야 할지 모르는 수동적인 사람이 되기 쉽다.

삶은 순간순간의 선택과 결정으로 이루어진다. 자신이 해야 할 선택과 결정권을 남에게 맡기는 사람은 잘되면 내 덕분이지만, 잘못되면 남 탓을 하기 일쑤다. 하지만 스스로 선택하고 결정하는 사람은 누구 탓을 하지 않는다. 스스로 책임지며, 더 나은 방안을 모색한다.

자녀에게 자립심을 길러 주면 판단력과 책임감도 함께 길러진다. 사람들과 어울려 살아가는 방법도 터득하게 된다. 중대한 결단을 내려야 하는 순간에도 침착하게 대처한다.

자녀가 어느 분야에서 무슨 일을 하든 자기 일은 자기가 알아서 척척

하며 살아가는 걸 본다면, 훗날 두고 떠나는 발걸음이 조금은 덜 무겁
지 않겠는가.

—

4. 이런 친구가 되어 보자

어린이집과 유치원을 거쳐 학교에 들어가면 친구 관계가 훨씬 폭넓게 형성된다. 각자 자기 집에서는 귀한 자식일 테고 또래다 보니, 누가 누굴 배려한다는 게 쉽지는 않다. 알비니즘이 있는 친구를 도와주라고 부탁한다는 게 무리일지도 모른다. 하지만 어려도 잘 배려할 줄 아는, 속 깊고 믿음직한 아이들이 어디에나 있기 마련이다. 다만 알비니즘이 있는 학생이 어떤 걸 불편해하는지 아이들이 잘 알지 못할 뿐이다.

같은 반에 알비니즘이 있는 학생이 있다면 어떤 배려가 필요할까? 알비니즘이 있는 학생 입장에선 친구가 어떻게 해 주면 도움이 될까?

짝꿍이 되어 주는 친구

새 학기가 되어 '내 짝꿍은 어떤 친구가 될까?' 하고 잔뜩 기대에 차 있다가 알비니즘이 있는 학생이 짝꿍이 되면 처음엔 당황스러울 것이다. 심지어 짝꿍 하기를 꺼릴 수도 있다. 학부모 중에도 자녀의 짝이 몸이 불편하다거나, 어딘가 남다른 데가 있는 학생이라는 걸 알면 달가워하지 않는 사람도 있다. 그 짝꿍 때문에 자기 아이가 불편을 겪거나 학습에 지장을 받을까 봐 염려해서다. 학부모들에게 당부하건대, 제발 어른이 나서서 아이들 가슴에 못 박는 일은 하지 말라. 내 자식이 귀하듯 남의 자식도 귀한 법이다. 지금 당장 내 아이만 생각하느라 남의 자식에게 상처 주는 일은 없어야 한다. 아이들에게 어떤 기억을 남겨 주게 될지, 어떤 모습으로 각인될지 먼저 생각해 봤으면 좋겠다. 그러면 자라는 아이들 가슴에 함부로 못 박는 일은 하지 않게 된다.

알비니즘이 있거나 장애를 가진 학생과 짝꿍 하기를 꺼리는 친구도 있지만, 흔쾌히 짝꿍이 되어 주고 불편해하는 점을 도와주는 친구도 있다. 이런 인성을 가진 학생이라면 그 부모도 자녀의 짝꿍에 대해 왈가왈부할 분들은 아닐 것이다. 친하게 잘 지내고 불편해하는 게 있으면 도와주라고 다독이는 부모일 가능성이 높다.

함께 어울려 주는 친구

알비니즘이 있는 학생과 취미가 같거나, 성격이 비슷하거나, 배우려고 하는 게 같다면 같이 어울리자. 몇 명이 어울려 친하게 지내다 보면 다른 친구들과의 관계도 무난해진다. 이런 친구들이 있으면 학교생활이 좀더 수월하다. 수업이든 놀이든 함께 참여할 수 있도록 도와주는 친구가 되자.

놀리지 않는 친구

친구가 되면 자연히 놀리지 않는다. 그러나 서로 친해지기 전에는 놀리는 아이들이 있다. 혼자 있을 때는 그러지 않다가 놀리는 친구들이 있으면 그 무리에 껴서 같이 행동한다. 여럿이서 한 명을 집중적으로 놀리면, 당하는 학생은 정신적으로 큰 충격을 받는다. 이때 누군가 한 사람이라도 곁에서 손을 내밀어 준다면 큰 힘이 될 것이다. 놀리는 친구들을 말리다가 오히려 자신이 따돌림을 당하는 경우도 있다 보니 용감하게 나서서 친구들을 말리기가 두려울 수도 있다. 놀리지 않고, 놀리는 친구를 용기 있게 말릴 줄 아는 멋진 친구가 되어 보자.

한결같은 친구

알비니즘이 있는 학생과 단 둘일 때는 친하게 대하다가 다른 친구들이 있으면 외면하는 아이도 있다. 물론 여럿이 놀다 보면 단 둘일 때보다는 소홀해질 수도 있지만 다른 친구들이 어떻게 생각할지 신경 쓰여 일부러 무시하고 외면한다면 문제다.

이렇게 될 경우, 알비니즘이 있는 학생 입장에선 서운하면서도 참으로 당황스럽다. 어려서부터 이런 친구를 대하다 보면 성장해서도 사람들에게 마음을 열지 못하고 겉도는 관계로만 지낸다. 어려서 무심코 한 작은 행동 하나가 누군가의 성격이나 대인관계 형성에 큰 영향을 끼치기도 한다. 알비니즘이 있는 친구와 둘만 있든 여럿이 함께 있든 한결같이 대하는 친구가 되자.

안경이 되어 주는 친구

알비니즘이 있는 친구가 시력이 약해서 보지 못하는 표지판을 대신 읽어 주거나, 멀리 떨어진 거리의 상황을 설명해 준다면 안경보다도 더 큰 도움이 된다. 시력이 약해서 불편해하는 친구에게 무척이나 고마운 배려이다.

좋은 기억으로 남을 친구

내가 5학년까지 다녔던 초등학교 동창회에 참석했을 때의 이야기다. 동창 딸 결혼식에 참석하기 위해, 아예 결혼식 전날 밤에 동창회를 열었다. 동창회에 처음 참석하는 친구도 있었고, 몇 십 년 만에 보는 얼굴도 몇 있었다. 다들 반가워했다. 그중 한 친구가 나에게 말했다.

"옛날에 우리가 너한테 더 잘해 주지 못해서 미안해. 그땐 우리도 철이 없었어."

내 기억에 그 친구는 도서 담당이어서 친구들에게 책을 빌려주고 받고 했는데, 내가 읽고자 하는 책을 다른 친구도 가져가고 싶어 하면 늘내게 먼저 주던 고마운 친구였다. 그럼에도 불구하고 옛날에 더 잘해주지 못해서 미안하다고 말하니, 그 친구의 진심이 느껴지면서 참으로고마웠다. 몇 십 년 만에 만났는데도 어색하지 않고 편했다. 친구들과함께한 자리가 훈훈했다.

학창 시절에 잘 대해 주었어도 세월이 흘러서 회상해 보면, '그 친구가 이럴 때는 불편했겠구나!' 또는 '지금 같으면 이렇게 도와줄 텐데 그때는 미처 그 생각을 못했구나!' 하며 후회가 되기도 한다. 하지만 더 잘해 주지 못해서 미안한 마음을 가진 친구라면 어린 시절에도 잘 대해 주고 배려했던 친구였을 가능성이 높다. 몇 십 년 흘러서 만나도 서먹하지 않다. 세월이 흘러서 만나도 좋은 추억을 회상할 수 있는, 그런 친구가 되자.

인디언 말로 친구란 '내 슬픔을 나누어 자기 등에 업고 가는 사람'이라고 한다. 알비니즘이 있는 친구가 시력이 매우 약해서 때론 답답하기도 하고, 친구의 튀는 외모 때문에 불편할 때도 있겠지만, 내 슬픔을 나누어 자기 등에 업고 갈 평생 친구가 될지 누가 아는가?

5. 알비니즘이 있는 제자에게 배려할 점

알비니즘이 있는 학생을 처음 대하는 선생님은 난감할 수도 있다. 그 학생에게 어떤 게 도움이 될지, 어떻게 해 줘야 하는지 궁금한 점이 많을 것이다. 그렇다면 알비니즘이 있는 학생이 학교생활에서 불편해하는 점은 무엇이며, 선생님이 어떤 점을 배려해 주면 좋을까?

다른 학생들과 다름없이 대해 준다

선생님이 맡은 학급에 알비니즘이 있는 학생이 있다면, 선생님으로서의 가장 좋은 배려는 다른 학생들과 다름없이 대해 주는 것이다. 선생님이 알비니즘이 있는 학생을 스스럼없이 대하면 다른 학생들도 스스럼없이 대해 줄 것이다. 선생님이 배려를 하는 모습을 보이면 학생들은 '이 친구에게는 이런 배려가 필요하구나' 하고 자연스럽게 알게된다. 따라서 보통 아이들과 다름없이 대하되, 좋은 방향으로 이끌어주면 좋겠다.

칠판 필기를 볼 수 있는 방안을 마련해 준다

알비니즘이 있는 학생은 맨 앞자리에 앉아서도 칠판 글씨를 알아보기가 어렵다. 수업 시간에 학생이 망원경을 사용하거나, 스마트폰 카메라로 칠판 글씨를 찍어서 보도록 지도해 준다.

저시력 보조기구 사용에 대해 알아 둔다

알비니즘이 있는 학생은 때로 저시력 보조기구를 사용한다. 따라서 선생님이 저시력 보조기구에 대해 어떤 종류가 있는지, 어떤 기능을 하는지 알아 둘 필요가 있다. 선생님이 저시력 보조기구에 대한 이해가 없다 보면 엉뚱한 오해를 하게 되고, 학생은 억울함을 당하거나 마음에 상처를 입는다.

글씨를 확대해서 보기 위해 사용하는 확대경을 시험 시간에 사용하지 못하도록 한 사례가 있었다. 다행히 그 학생이 선생님에게 잘 설명했기에 사용할 수 있었지만 말이다. 선생님이 저시력 보조기구 기능이나 사용 용도에 대해 알아 두면 그런 오해를 하는 일은 없을 것이다.

학급 친구들과의 관계를 살펴본다

알비니즘이 있는 학생을 잘 배려하는 믿음직한 친구가 있다면 그 친구에게 의견을 물어보고 짝꿍이 되도록 자리를 배치해 주면 좋겠다. 평소 친하게 지내는 친구들을 살펴보고, 조별로 할 일이 생길 때 같은 조가 되도록 해 주면 학생에게 도움이 된다.

체육 실기나 야외 활동은 학생의 의견을 먼저 물어본다

알비니즘이 있으면 시력이 약하고 눈부심이 심하기 때문에 야외 활동에 있어서 제약을 받는다. 그렇다고 야외 활동을 무조건 다 빼달라는 건 아니다. 본인이 할 수 있다는 것은 시켜 줘도 된다. 다만, 학생이 원치 않을 때는 다른 걸로 학습을 대신하도록 배려하는 것이 좋다.

햇빛이 드는 곳은 피하여 자리를 배치해 준다

알비니즘이 있는 학생은 햇빛이 들어오는 창가에 앉으면 눈부심 때문에 불편하므로 햇빛이 비치지 않는 곳에 자리를 배치해 줘야 한다. 교실 천장에 위치한 불빛을 머리 앞쪽에 두게 되는 자리도 불편하다. 일렬로 앉는 교실에선 앞자리에 앉게 해 주는 것이 좋다.

재능을 찾아 준다

자신의 재능이 무엇인지 본인이 가장 잘 알 것 같지만 모르는 경우가 많다. 선생님이 객관적으로 보고 재능을 찾아 준다면 학생에게는 최고의 선물이 될 것이다. 알비니즘이 있는 학생이나 학부모는 새로운 것을 시도할 때 많은 부담을 느낀다. '시력이 약한데 할 수 있을까?', '야외 활동에 제약이 따르는데 이게 가능할까?' 등 이런저런 고민을 한다. 선생님이 숨은 재능을 찾아 준다면 학생과 학부모에게 큰 도움이 된다.

학급을 위해서 할 만한 일을 맡긴다

알비니즘이 있는 학생에게 학급을 위해 할 만한 일이 있다면 맡겨 주는 게 좋다. 그것이 친구들 관계에도 도움이 된다. 선생님이 조금만 관심을 기울인다면 분명히 맡길 만한 적당한 일이 있을 것이다.

내 경험을 두 가지만 예로 들겠다. 초등학교 1학년 때 선생님이 나에게 교실 청소 검사를 맡겼다. 친구들이 귀가하려면 내게 먼저 청소 검사를 받아야 했다. 청소가 끝나면 내가 교무실에 가서 선생님께 알리고 선생님이 교실에 와서 둘러본 후 학생들에게 귀가하라고 하거나, 어떤 때는 나보고 알아서 하라고 맡기셨다. 6학년 때 선생님은 아침 자습 시간에 공부할 문제를 칠판에 써 놓는 일을 맡겼다. 선생님이 문제집의 몇 쪽을 정해 주면 집에 가기 전에 칠판에 써 놓거나, 다른 학생들보다 일찍 등교해서 썼다. 첫날은 글씨가 도레미파로 올라가더니, 몇 번 쓰니까 가지런히 수평이 되었다. 당시 내 글씨체는 반듯반듯 했다.

친구들이 나보다 시력이 좋았으니까 청소 검사를 다른 친구에게 맡겨도 되는 것이며, 글씨를 나보다 더 잘 쓰는 친구도 분명 있었을 것이다. 그러나 선생님이 나에게 그 일을 맡긴 것은 나도 할 수 있다는 것과, 학급에서 필요로 하는 학생이라는 걸 심어 주려고 그러신 게 아니었을까? 학창 시절에는 선생님 말씀을 그저 따랐을 뿐, 선생님의 깊은 마음을 헤아리지는 못했다. 내 경험에서 보듯 알비니즘이 있는 학생에게도 학급을 위해서 할 만한 일을 찾아보면 얼마든지 있다.

선생님이 알비니즘이 있는 제자를 처음 대하면 걱정이 앞설 수도 있다. 그 학생이 어떤 점을 불편해하는지 잘 몰라서 염려가 되겠지만, 시간이 지나면서 다른 학생들과 별반 다르지 않으며 크게 염려하지 않아도 된다는 점을 알아 가게 될 것이다.

6. 배려는 좋은 관계를 위한 윤활유

알비니즘이 있는 사람을 처음 대하게 되면 사람들은 보통 다음의 세 가지 반응을 보인다.

A유형 → 왜 그런지 궁금하지만 내색은 하지 않다가 친해진 다음에 물어보거나, 친하게 지내면서 자연스레 알비니즘에 대해 알게 되고 이후로도 변함없이 지내는 사람

B유형 → 궁금하면 궁금한 대로 처음부터 대놓고 물어보고, 알고나선 아무렇지 않게 스스럼없이 지내는 사람

C유형 → 궁금하지만 행여 상처가 되거나 실례일 것 같아서 물어보지 못하고, 예의에 어긋나지 않게 대하지만 속으론 거리를 두는 사람

사람들은 대개 상대방을 배려하고 말을 함부로 하지 않으며 잘 대해 주는 사람을 더 좋게 생각한다. 반면 궁금하면 궁금한 대로 면전에서 대놓고 물어보는 직설적인 사람은 피하려고 한다. 그 사람의 말에 상처

를 받았다며 기분 상한다.

그런데 살면서 겪어 보니, 내 성격에는 차라리 궁금하면 직접 물어보고 스스럼없이 다가오는 사람이 부담스럽지 않다. 처음엔 좀 지나치다 싶고 마음이 불편할지 몰라도, 지내면서 보면 그렇게 솔직한 사람들이 오히려 더 편하다. 물론 A유형처럼 속으론 궁금해도 내색하지 않고 편하게 대하다가 시간이 흐르면서 알비니즘에 대해 자연스레 알게 되고, 이후에도 변함없이 잘 지내는 사람이 더할 나위 없이 좋다.

B유형처럼 처음부터 대놓고 물어보는 사람을 만나면 그 순간은 기분이 상할지 모르나, 이런 타입은 주위 시선을 별로 의식하지 않기에 누가 있을 때나 없을 때나 대하는 게 한결같다. 거리에서 우연히 만나도 외면하지 않는다. 자신에게 다른 일행이 있다면 시원시원하게 소개까지 할 사람이다. 때로 지나치게 편하게 대해 주는 바람에 알비니안 가족 중에 마음 여린 사람은 B유형을 만나면 당황스럽고 상처가 되기도 할 것이다. 그러나 이런 유형의 사람들 성격을 이해하고 나면 상처받을 일은 아니다.

C유형처럼 겉으론 내색하지 않고 예의를 차리면서 속으론 거리를 두는 사람에겐 상처받을 일은 없을지 몰라도 가까워지기는 어렵다. 남에게 상처를 줄까 봐 조심하는 사람은 자신이 상처받는 것도 원치 않는다. 또한 쉽게 상처받는 타입이다. 남의 이목과 자신의 이미지를 중시하기에 예의를 벗어나진 않지만 지나치게 가까워지는 것도 꺼린다. 이런 유형의 사람은 어디선가 우연히 만나더라도 정면에서 마주치지 않으면 알은체하지 않는다. 번잡한 걸 원치 않아서이기도 하고, 자신에게 쏠릴 시선을 부담스러워 하기 때문이다.

2000년대 이전만 해도 A유형과 B유형이 많았는데, 점차 C유형이 많아진다.

살아가다 보면 이런 유형 저런 유형의 사람들을 만나게 된다. 좋은 관계를 유지하기 위해선 서로 어떻게 대하는 것이 좋을지 알아보자.

관심이라면 속에 담아 두지 말고 물어보자

이웃이나 직장 동료 중에 알비니즘이 있는 사람이 있다면 마주칠 기회가 많거나 자주 봐야 하는 관계이다. 외모에 대해 궁금하면 속에 담아 두지 말고 그냥 물어봐도 된다. 단, 자신에 대해 말하기를 꺼리는 사람인 것 같으면 참고 기다리자. 지내다 보면 다른 사람들과 다를 바 없다는 걸 알게 될 테고, 편하게 지내다 보면 자연스레 알비니즘에 대해서도 알게 된다.

알비니안 때문에 불편한 점이 있다면 뒤에서 수군거리지 말고 직접 잘 이야기를 하라. 알비니안 역시 그런 말에 상처받지 않고 이해해야 한다. 이렇게 터놓고 말할 수 있는 사이라야 오래 지속되는 관계로 발전한다.

뒷담화 하지 말자

알비니안과 잘 어울려 지내면서 다른 사람에게는 이런저런 뒷담화 하는 일은 삼가자. 뒷담화는 돌고 돌아 당사자 귀에 들어간다. 그러면 자신에게 호의적이고 좋은 사이인 줄 알았다가 뒤통수를 얻어 맞는 기분일 것이다. 사람은 첫인상도 중요하지만 살아가면서 쌓이는 이미지 또한 그에 못지않게 중요하다. 겉으론 예의를 차리면서 속으로는 불편해하고 뒷담화나 한다면, 좋았던 첫인상과 그동안 쌓은 좋은 이미지가 추락하는 것은 순식간이다. 심하면 배신감마저 든다. 내색을 하지 않아도 마음의 거리는 멀어진다. 그러면 좋은 관계를 유지하기가 어렵다. 앞에서 할 수 없는 말이라면 뒤에서도 하지 말아야 함은 좋은 관계를 위한 진리이다.

밖에서 만나면 먼저 다가가자

"순화야 여기", "왼쪽으로 직진" 나를 잘 아는 사람들과 밖에서 만날 때의 광경이다. 친한 사람들은 내가 시력이 매우 약하다는 걸 알기 때문에 불러 주거나, 손동작을 크게 하거나, 앞에 가까이 다가와서 먼저 알은체를 한다. 내가 알아차리기 쉽도록 배려해 준다. 오랫동안 알고 지내는 사람은 내가 말하지 않아도 알아서 잘한다. 그러나 초면이거나 내 시력이 어느 정도인지를 모르는 사람과 약속을 할 때는 사정을 이야기하면서 나를 먼저 찾아 달라는 부탁을 한다.

알비니즘이 있는 사람은 아는 사람을 만나도 아주 가까운 거리가 아니면 먼저 알아보는 경우가 드물다. 화이트 알비니즘은 특히 더 그렇다. 자주 보는 사람이면 옷차림이나 이미지로 누군지 짐작할 때도 있지만, 대개는 상대가 가까이 다가와 먼저 알은체를 해야만 그제야 누군지 알아차린다. 그러므로 많은 사람들 틈에서 손만 들어 위치를 알려 봤자, 저 사람이 내가 아는 사람인지, 내게 손을 든 건지, 심지어 상대가 나에게 손을 들고 있는지도 알아차리지 못한다. 약속 장소에선 알비니안에게 다가와 주면 좋겠다.

지금까지는 주변 사람들이 알비니즘이 있는 사람에게 어떻게 해 주면 좋을지를 몇 가지 소개했다. 사소한 것 같지만, 알비니즘이 있는 사람에겐 필요한 배려이다.

그러나 이에 못지않게 알비니안 자신이 사람들과의 관계에 임하는 자세도 무척 중요하다. 누구도 모든 사람을 다 좋아할 수는 없다. 모두와 친하게 지내기도 어렵다. 또한 모든 사람이 다 자기를 좋아해 주길 바라는 것도 무리다. 그러므로 누군가가 자신에게 거리를 두어도 '알비니즘 때문에 그러나 보다.' 하는 자격지심을 갖지 말아야 한다. 또한 낯선 사람들의 시선이나 무심코 던지는 말이 기분 상하더라도 마음에 담아 두지 않는 게 좋다.

상대가 좋은 의미로 말해도 내가 상처로 받아들이면 그것은 상처로 남는다. 반면 누군가 나에게 상처가 될 만한 말을 했어도 내가 그냥 흘려버리면 상처로 남지 않는다. 남이 주는 상처는 그 순간은 심하게 아플지라도 시간이 지나면 잊히고 아물기 마련이다. 그러나 자신이 만든 상처는 시간이 지날수록 더욱 깊숙이 파고들어 더 큰 상처를 만든다. 스스로 더 큰 상처를 만들지 않도록 자가면역을 길러야 한다.

친구와 동료, 그리고 이웃 등 주변 사람들과 좋은 관계를 맺고 싶다면 좋은 친구, 좋은 이웃, 좋은 동료가 되고자 노력하자. 열린 마음, 밝은 성격, 긍정적인 사고, 바른 생활태도, 삶에 대한 열정, 아름다운 미소, 좋은 에너지를 전하는 사람 주위에는 좋은 사람들이 모이는 법이다. 서로를 배려하는 것은 좋은 관계를 이끌어 내고, 그 관계를 유지하는 윤활유 역할을 한다.

7. 의사에게 부탁하고 싶은 점

나는 잔병치레 없이 자랐다. 감기에 걸려도 며칠 지나면 저절로 나았다. 어쩌다 피부가 긁혀서 상처가 생겨도 하루 이틀 지나면 아물기 시작하고 자연 치유가 되었다. 서른 중반까지는 병원에 간 횟수가 재진 포함해서 열 손가락 안에 든다. 서른 후반, 기관지 때문에 병원과 한의원에서 치료 받았으며, 이후 이런저런 진료를 받았다.

나를 진료했던 의사 선생님이나 한의원 원장님은 내게 필요한 진료를 했고, 알비니즘에 대해선 언급하지 않았다. 내가 알비니즘과 관련하여 궁금한 것을 여쭤 보면 질문에 대한 대답을 해 주는 정도였다. 다른 환자들과 다름없이 대해 주었고, 오히려 잘 기억해 주어서 편한 면도 있다. 그래서 나는 다른 의사들도 다 그렇게 하는 줄 알았다.

그런데 부모들이 병원에서 마음 상하거나 스트레스를 받고 오는 경우도 있음을 알비니즘 카페를 통해서 알게 되었다.

아기의 증상이 '알비니즘'이라고 말해 주며, 앞을 거의 못 볼 정도로 시력이 안 나올 것이니 시력은 포기하라거나, 맹인에 가까울 거라는 말을 들었다고 한다. 아기가 햇빛을 보면 안 된다고 말한 의사도 있다. 부모 입장에선 '알비니즘'이라는 말이 생소한데다 아이의 시력이 어느 정도인지 모른 채 정말 맹인이 되는 줄 알고 절망한다. 그리고 아기가 햇빛을 보면 안 된다는 말을 듣고 집안으로 들어오는 햇빛을 다 차단하는 경우도 있다.

의사는 알비니즘이 있는 아기가 태어나면 그 부모에게 알비니즘에 대해 올바른 정보를 알려 주었으면 좋겠다. 그러면 가족들이 덜 답답할 것이다.

올바른 정보를 알려 주는 것과 더불어 꼭 해 주었으면 하는 게 있다. 신생아의 부모를 진정시키고 알비니즘은 부모 모두에게서 알비니즘을 유발하는 유전자로 인해 태어난다는 걸 설명해 주는 것이다. 어머니가 보인자인 OA는 신생아일 때는 알비니즘인지 알아채기 어렵기에, 여기서 말하는 알비니즘은 OCA를 의미한다.

알비니즘이 있는 아기가 태어나면 양가 어른들이 서로 우리 집안에는 이런 사람이 없었다며 원인을 가지고 집안을 들먹이기도 한다. 이럴 경우, 우리나라 정서상 외가 쪽은 마치 죄인과 같은 심정이 된다(이와 반대인 경우도 있겠지만 말이다). 산모는 출산의 아픔보다 더 큰 마음의 고통을 받는다. 원인이 부모 모두에게 있다고 하면 양가의 오해도 없을 것이고, 누구 집안 탓이라며 서로 마음 상하게 할 일도 없다. 산모가 겪는 마음의 고통도 줄일 수 있다. 나중에 여러 경로를 통해서 정보를 얻고 원인을 알게 되겠지만, 의사가 먼저 말해 주면 양가가 조금 더 빨리 마음의 짐을 덜게 된다.

그리고 또 한 가지 부탁하고 싶은 점이 있다. 알비니즘이 있는 아기가 알비니즘과 연관 없는 다른 질병으로 급히 병원을 찾았을 때는 담당 선생님이 알비니즘에 대한 호기심은 잠시 접어 두었으면 좋겠다.

아이를 데리고 병원에 갔다가 비슷한 경험을 한 부모들이 의외로 많다. 아이가 갑자기 고열이 나거나 감기 등으로 급히 병원에 데리고 갔는데, 의사 선생님이 아이를 신기한 듯이 이리저리 보면서 이런저런 질문을 했다고 한다.

"아이가 왜 그런지(하얀지) 알고 있나요?"

"시력은 볼 수는 있나요?"

"지능은 괜찮은가요?"

"정상적으로 자라기는 한다던가요?"

"데리고 나가면 시선을 많이 받아서 불편하겠어요."

의사가 아닌 사람이 볼 때도 감기나 고열과는 전혀 상관없는 질문이다. 아이가 아픈 게 알비니즘과 연관이 있어서 이것저것 증상에 대해 물어본다면 이해하겠지만, 가뜩이나 아이에게 늘 미안하고 마음이 아픈데 부모의 그 아픈 마음을 골라 가며 콕콕 건드리는 격이다. 위로로 하는 말일지라도 그럴 때 받는 위로는 고맙게 들리기보다 기분 상하고 상처가 된다.

알비니즘 때문에 응급 치료를 받아야 할 상황은 거의 없다. 응급 치료를 받아야 할 상황이라면 대개 다른 질병 때문이다. 그러므로 알비니즘이 있는 사람이 급히 병원을 찾았을 때는 알비니즘에 대한 호기심은 잠시 접어 두고 아픈 증상에 대해 진료해 주었으면 좋겠다.

8. 나는 장애인인가

　2000년도 늦가을, 한국 알비니즘 홈페이지 자유게시판에 장애인 등록에 대한 글이 올라왔고 '장애인'이라는 단어가 등장했다. 그 무렵 '우리가 장애인?'이라는 제목으로 알비니즘이 있는 사람이 왜 장애인이냐고 반문하는 짧은 글 하나가 올라왔다. 자녀가 장애인 소리를 듣게 되는 게 마음 아파서이거나 아이의 장애를 인정하고 싶지 않은 어느 부모가 쓴 글인 듯했다. 곧 그에 대한 답글이 오가며 게시판에서 설전이 벌어졌다. 당시 난 읽기만 하던 때였는데, 그 글을 보며 나도 장애인 등록 대상이 된다는 걸 알았다.

　부모님은 내가 시력이 약하다는 건 알았지만 장애인이라고 여기지 않았고, 단 한 번도 그렇게 대하지 않았다. 그래서인지 나 역시 내가 장애인인 줄 모르고 살았다. 그때까지도 난 시각 장애인 등록은 전혀 못 보는 사람만 하는 줄 알 정도로, 장애인 등록에 대해 무관심한 상태였다.

　나는 시력이 매우 약해서 많은 불편을 겪으면서도 거기에 적응을 하며 살았다. 어차피 치료될 방법이 없는데 불편하다고 불평해 봤자 좋아지지 않는다. 그래서 적응을 하니 살아가기가 그나마 편하다. 여기서 내가 말하는 '편하다'라는 건 불편하지 않다는 뜻이 아니라, 그 불편함마저 내 방식대로 적응을 하며 살아간다는 의미이다.

내가 태어나고 자란 1960~1970년대만 해도 장애가 있는 사람은 업신여김을 당하거나 놀림거리가 되기 일쑤였고, 제대로 사람 취급도 못 받던 시절이다. 나는 부모님 덕분에 그런 취급을 당하지 않고 그 시절을 잘 넘길 수 있었다.

몇 십 년 사이 장애인 복지도 훨씬 좋아지고, 장애인을 대하는 시각도 많이 나아졌다. 선천적인 장애도 있지만 건강하던 사람이 사고나 질병, 재해 등으로 후천적인 장애를 갖기도 한다. 장애인이 따로 정해져 있는 게 아니며, 누구나 장애인이 될 수도 있는 실정이다. 사정이 그러하다 보니 장애를 부끄럽게 여기거나 숨길 일은 아니라는 인식이 자리를 잡는다. 따라서 장애가 있으면 장애인 등록을 하는 것은 당연한 일이다.

점차 장애인에 대한 처우가 개선되고 있으며, 편견도 줄고 있다. 그리고 장애를 가진 사람들 중에 자신의 장애를 극복하고 멋지게 성공한 사례가 종종 있어서 장애인에 대한 편견을 줄이는 데 한몫한다.

장애인에 대한 편견이 줄고 장애인을 대하는 시각이 나아지고 있어도 아직 난 장애인 등록을 할 엄두를 못 내고 있다. 장애인 등록 대상은 되는데 등록을 하지 않고 있다고 말하면 사람들이 의아하게 생각할 것이다. 장에인 등록을 해서 받을 수 있는 혜택이 있다면 받지, 왜 등록하지 않느냐고 반문할는지도 모른다. 언젠가 등록을 할지 모르지만 아직은 그럴 생각이 없다.

나는 운전을 할 수가 없어서 대중교통을 이용하며, 나들이를 좋아하고, 공연 관람도 좋아한다. 장애인 등록을 해 놓으면 대중교통 요금이나 입장권, 공과금 할인 등 여러 가지 혜택을 받을 수 있다. 알면서도 미룬다. 평소 나는 장애인이라는 사실을 잊고 산다. 장애인임을 증명해야 할 때마다 새삼 한 번씩 인식하게 될 것이다. 그것이 아직은 내게 낯설다.

조기예매 할인이라든가 우수회원 할인 같은 특별할인을 받는 건 비록 그 금액이 얼마 되지 않더라도 기쁘고 기분 좋다. 하지만 장애인이라서 받는 할인은 내가 느끼는 기분이 다를 것 같다. 한 번만 봐도 기억하기 쉬운 외모이고 공연장이든 어디든 갔던 곳을 다시 갈 때도 있는데, 지금은 스스로에게 마음 편해서 좋다. 나는 장애로 인한 할인보다 내 기분의 가치를 더 소중히 여긴다. 정부 지원이나 사회의 도움을 받아야 할 상황이 오면 감사하게 받겠지만, 내게 남은 날도 내 기분의 가치를 더 소중히 하며 살다 갔으면 좋겠다. 그럴 수 있기를 소망한다.

내 마음 한편에는 아직 난 스스로를 장애인으로 인정하지 못하고 있는 건 아닐까? 부모님이 내 의사와 상관없이 장애인 등록을 해 놓았다면 어떤 기분이 들었을까? 다행스럽게도 아무런 등록을 해 놓지 않으셔서 감사할 따름이다.

그렇다고 해서 장애인 등록 제도에 대해 거부감이 있는 건 전혀 아니다. 도움이 절실히 필요한 사람에게는 꼭 필요한 제도이다. 알비니즘이 있는 남자는 일정 나이가 되면 병역의무 때문에 징병검사 통지서를 병무청으로부터 받는다. 본인이 원하든 원치 않든 알비니즘이 있다는 사실을 알리게 되고, 군 생활을 하기 어려운 사람이라는 판정을 받는다. 그러므로 병사용 진단서를 제출해야 하거나, 장애인 등록을 해야 한다. 그러나 여자는 남자와는 달리 선택권이 자신과 가족에게 달렸다.

「 알비니즘 알비니안 」

좋은 시력을 가지고도 꼭 봐야 할 것을 못 보고 지나치는 사람이 있는가 하면, 시력은 약해도 꼭 봐야 할 건 그냥 지나치지 않고 보는 사람이 있다. 어느 쪽을 장애라고 할 것이며, 장애의 기준은 무엇인가? 어쩌면 정상인이라고 하는 사람에게도 어떤 장애가 있을지 모르고, 비록 어떤 장애를 가지고 있는 사람이라 해도 누구 못지않게 건강한 사람일 수도 있다.

장애인 등록을 하지 않았다고 해서 내게 있는 장애가 없어지는 것은 아니지만, 내가 장애로 생각하지 않으면 그것은 내게 더 이상 장애나 걸림돌이 되지 않는다.

한 걸음 먼저 살아가는 선배들이 할 일

서로에게 힘이 되어 주자

2000년 봄, 처음으로 한국 알비니즘 홈페이지가 우리나라 알비니안 가족을 위해 개설되었다. 당시 홈페이지는 NOAH 사이트에 있는 알비니즘 정보를 번역해서 올려놓았고, 회원들이 게시판에 궁금증이나 경험담을 간간이 올리는 정도였다. 홈페이지를 처음 방문했을 때 나는 다소 충격을 받았다.

'알비니즘이 이런 거구나!'

'부모님들은 주로 이런 걸 걱정하는구나!'

'이건 별일 아닌데 심각하게 생각하는 가족도 있구나!'

'이건 사실이 아닌데 잘못 아는 가족도 있겠구나!'

이런 여러 가지 복잡한 심정이 되었다. 무엇보다도 나를 가장 놀라게 한 건 알비니즘이 일종의 질환이라는 사실이었다. 그것이 내겐 생소하고 믿기지가 않았다. 나는 알비니즘에 대해 아무것도 모르면서도 아무렇지 않게 살아왔기에 알비니즘 정보를 알고 나니 도리어 심란했다. 몰랐던 사실을 알아낸 기쁨보다 괜히 둘러봤다는 생각이 들었다. 그래서 회원 가입을 얼른 하지 못한 채, 올라온 글을 읽기만 하면서 몇 달을 보냈다.

그러던 어느 날, 알비니즘이 있는 아들을 유치원에 보내도 될지 걱정하는 글이 올라왔다. 부모들이 이런 사소한 것까지 궁금해하고 걱정하는데, 그 아이들보다 한 걸음 먼저 살아가고 있는 사람으로서 가만히 보고만 있다는 게 마음에 걸렸다.

의학정보나 기사, 논문 등은 알비니즘에 대한 정보를 얻는 데는 도움이 된다. 하지만 생활하는 데 실질적인 도움은 되지 않는다. 부모가 어떤 마음가짐이 필요한지, 그리고 알비니안 가족이 일상생활에서 겪게 되는 문제들의 대처 방안 등을 알려 주는 것이 알비니안 가족에게 실질적으로 도움이 된다. 자료에선 쉽게 찾을 수 없기에 알비니즘으로 살아온 내 경험담을 게시판에 쓰기 시작했다.

비록 내가 대단한 삶을 살아온 건 아니지만, 어린 자녀를 둔 가족이 내 글을 보며 '우리 아이도 살아가는 데는 별 지장 없겠구나!' 하고 안심했으면 좋겠다는 마음이었다. 그래서 가족들이 이해하기 쉽도록 일상의 소소한 이야기도 열심히 썼다.

나는 이미 걸어온 길이라서 내게는 대수롭지 않고 별것 아닌 것처럼 느껴지지만, 알비니즘이 있는 자녀가 아직 어린 가족은 하나하나가 궁금하고 답답하고 걱정투성이리라. 무슨 문제든 알고 나면 쉽고 별것 아닌데, 모를 땐 답답하고 어렵게 느껴지는 법이다.

초창기 회원들은 대부분 자녀가 어리고 비슷비슷한 또래여서 서로 걱정만 하다가, 나이 먹은 사람이 이런저런 살아가는 이야기를 게시판에 올리니 크게 호응해 주었다. 당시 알비니즘이 있는 성인 회원은 몇 명 되지 않았으며, 그나마도 자신의 이야기를 스스럼없이 쓰는 사람은 나와 부산에 사는 후배, 이렇게 두 사람에 불과했다. 부모들은 자녀를 어떻게 키워야 하는지, 성인이 된 알비니안이 어떻게 살아왔으며, 어떻게 살고 있는지 궁금해했다.

'알비니즘에 대한 정보는 어떤 게 있을까?'

'다른 부모들은 어떻게 했을까?'

'어떻게 해 주는 것이 아이에게 도움이 될까?'

'불편을 덜어 줄 수 있는 방법은 무엇일까?'

자녀가 알비니즘을 가지고 태어나면 처음엔 정보를 하나라도 더 얻고자 간절한 마음이다가 어느 정도 성장하면 오프라인 모임이나 알비니즘 카페에도 뜸해지는 경향을 보인다. 알비니즘은 진행성 질환이 아니라서 정보를 한번 알고 나면 궁금한 사항이 자꾸 생기는 건 아니다. 새로운 정보가 수시로 나오는 것도 아니다. 그러므로 자녀가 성장해서 생활에 적응되면 알비니안 가족 모임이나 카페에 소원해지는 것은 어쩌면 자연스러운 현상이다.

그렇긴 해도 선배들이 알비니안 가족 모임이나 카페를 통해 자신의 경험담과 살아가는 이야기를 나누면, 비슷한 일을 겪는 후배들에게 도움이 된다. 더 이상 궁금할 게 없는 가족도 있는 반면, 정보도 필요하고 선배들 경험을 듣고자 하는 가족이 언제나 있게 마련이다. 비슷한 상황, 비슷한 경험이 많을 거라서 공감하는 부분도 있을 것이고, 도움이 되는 내용도 있을 것이다.

선배나 선배 가족들에게서 듣는 생생한 이야기는 살아 있는 교과서

다. 시간이 흘러 그 후배 가족들 또한 자신의 아이보다 늦게 태어난 후배 가족에게 선배로서 같은 역할을 해 주고, 그렇게 이어지며 서로서로에게 힘이 되어 주면 그 또한 보람된 일 아니겠는가.

알비니즘에 대한 올바른 이해를 넓히는 데 일조하자

우리나라 알비니안은 한국에 살고 있는 외국인으로 오해받기 쉽다. 머리를 본래 머리 색으로 두는 경우는 더욱 그렇다. 나도 본래 머리로 다닐 때는 외국인 대우를 무척 많이 받았다. 외국인 대우를 받는 게 편해서 알비니즘 때문이라는 걸 굳이 말할 필요가 없다는 생각을 한 적도 있다.

그러나 알비니즘에 대해 알리지 않으려 한데도 사람들은 어느 경로를 통해서건 알게 된다. 1960~1970년대에 비하면 지금은 방송, 신문, 인터넷 등 여러 경로를 통해서 좋은 쪽이든, 안 좋은 쪽으로든 더 많이 알려지고 있는 게 사실이다. 세월이 흐를수록, 그리고 알비니즘에 대해 제대로 널리 알려질수록 외국인으로 오해받는 빈도는 줄어들 것이다.

숨기려고 할수록 사람들은 더 호기심을 갖는다. 알비니즘에 대해서 알고자 하는 사람들에겐 올바르게 알려 주는 게 낫다. 알비니즘에 대해 잘 몰라서 갖는 궁금증이나 호기심, 이상한 쪽으로 오해하는 것을 뭐라고 탓할 수만은 없다. 제대로 알지 못하다 보면 올바른 정보인지 잘못된 정보인지 구별하지 못하기 때문에 오해를 하는 건 어쩌면 당연하다. 알비니즘에 대해 사실과 다르게 알려지는 것을 분노하고 속상해하며 마음 아파하지만 말고, 올바르게 알리려는 노력을 해야 덜 왜곡된다.

한국인이면서도 외국인 같은, 외국인 같은데 어딘가 한국인 같은 한국의 알비니안, 외국인 같은 한국인이 아니라 알비니즘이 있어서 그렇다는 걸 제대로 이해할 수 있도록 하는 것은 한 걸음 먼저 살아가는 선배들이 해야 할 일이다. 각자 자기 자리에서 자신의 몫을 하며 잘 살아가면 주변 사람들부터 알비니즘에 대해 제대로 알게 될 것이다. 그리고 알비니즘이 있는 사람도 그들과 더불어 사는 사회 일원으로 편견 없이 대할 것이다. 그것은 곧 알비니즘에 대한 이해의 폭을 넓히는 길이며, 이후에 태어나는 알비니안 후배들이 좀 더 수월하게 걸어가게 될 것이다.

한국 알비니안 가족 모임 소개

모임 계기 및 취지

한국에서 알비니안 가족 모임이 처음 이뤄진 건 2000년 봄이다. 알비니즘이 있는 딸을 데리고 서울대병원 안과에 진료를 받으러 다니던 이창환 씨가 딸과 동일한 증상이 있는 아이가 있다는 사실을 알고, 정보 공유와 친목 도모를 위해 모임을 시작했다.

첫 모임은 이창환 씨 가족을 비롯해서 여러 경로를 통해 알게 된 여섯 가족이 참석해서 모임 방향에 대해 논의했다. 전국에 있을 알비니안 가족이 좀 더 쉽게 연결되기 위해선 인터넷을 이용하는 게 좋겠다는 데 의견을 모았으며, 알비니즘 홈페이지를 만들었다. 이후, 전국에 있는 알비니안 가족이 온라인을 통해 정보를 나누며, 오프라인 모임을 가진다.

임원진

회장, 총무 각 1명, 임기는 2년 이며, 연임 가능하다.

회원 현황

알비니즘이 있는 사람은 태어난 지 몇 달 되지 않은 아기부터 60대에 이르기까지 다양한 연령대이다. 부모 회원은 30~40대가 대다수이며, 그다음으로 50대이다. 20대와 60대 이상은 몇 명 되지 않는다. 회원 수는 유동적이며, 2016년, 현재, 230명 선이다.

발자취

2000년 봄   → 한국 알비니즘 홈페이지 개설, 도메인 주소, www.albinism.or.kr

2007년 10월   → 다음 카페 '알비니즘 하얀천사들' 개설

2008년 여름   → 알비니즘 홈페이지 주소를 카페에 연결하면서 홈페이지 닫음

2013년 1월 9일 → 카페 이름을 '알비니즘 가족 이야기'로 변경

2015년 6월 12일 → 알비니안 가족을 위한 도서 『알비니즘』 출간, 저자 장순화

오프라인 모임

당일 혹은 1박2일 모임을 비정기적으로 가졌으나 2012년부터 정기 모임과 임시 모임으로 정했다.

정기 모임: 알비니안 가족 모임으로 매년 10월 마지막 주 토요일 (당일 혹은 1박2일)

임시 모임: 회원들 요청에 따라서 모임이 필요하다고 생각될 때 진행한다.

특별회원 모임: 알비니즘이 있는 20세 이상 특별회원만의 모임

모임 장소: 제주도를 포함한 전국에 있는 가족이 참석하기 수월하도록 교통이 편리한 곳으로 정하며, 전국을 돌아가며 한다. 장소 안내는 다음 카페 '알비니즘 가족 이야기'에 공지한다.

회비

정기적으로 납입하는 회비는 없다. 오프라인 모임을 할 때 필요한 경비를 참석한 가족이 나누어 부담한다.

6월 13일 / 국제 알비니즘 인식의 날

2014년 12월, 유엔인권이사회는 총회에서 알비니즘에 대한 결의안을 통과시키며, 6월 13일을 국제 알비니즘 인식의 날(International Albinism Awareness Day)로 지정했다(유엔인권정책센터 / 유엔인권동향 모니터링 참고).